실습가이드

JARVIS

건강사정

Physical Examination & Health Assessment

8TH EDITION

STUDY GUIDE & LABORATORY MANUAL FOR PHYSICAL EXAMINATION AND HEALTH ASSESSMENT, EIGHTH EDITION by Carolyn Jarvis

ISBN: 978-0-323-53203-7

Previous editions copyrighted 2016, 2012, 2008, 2004, 2000, 1996, 1993.
International Standard Book Number: 978-0-323-53203-7

This Korean edition of *Laboratory Manual for Physical Examination and Health Assessment, eighth edition, by Carolyn Jarvis* is published by arrangement with Elsevier Inc.

*Laboratory Manual for Physical Examination and Health Assessment, eighth edition, by Carolyn Jarvis*의 해당 한국어판은 Elsevier, Inc.와의 계약을 통해 (주)학지사메디컬에서 출간 되었습니다.

건강사정 실습가이드 8판

Study Guide & Laboratory Manual for Physical Examination & Health Assessment 8th Edition

2020년 2월 10일 1판 1쇄 인쇄
2020년 2월 20일 1판 1쇄 발행

지은이 | Carolyn Jarvis
역은이 | 임경춘
펴낸이 | 김진환
펴낸곳 | 학지사메디컬
04031 서울특별시 마포구 양화로 15길 20 마인드월드빌딩
대표전화_ 02-330-5188 팩스_ 02-326-0338
등 록 | 2010년 2월 8일 제313-2010-36호
메 일 | hakjisamd@hakjisamd.co.kr
홈페이지 | http://www.hakjisamd.co.kr

ISBN 978-89-6069-847-5 93510

가 격 | 16,000원

STUDY GUIDE & LABORATORY MANUAL 실습가이드

JARVIS
건강사정

Physical Examination & Health Assessment

임경춘 역

CAROLYN JARVIS, PhD, APRN, CNP
Professor of Nursing
Illinois Wesleyan University
Bloomington, Illinois
and
Family Nurse Practitioner
Bloomington, Illinois

With Ann Eckhardt, PhD, RN
Associate Professor of Nursing
Illinois Wesleyan University
Bloomington, Illinois

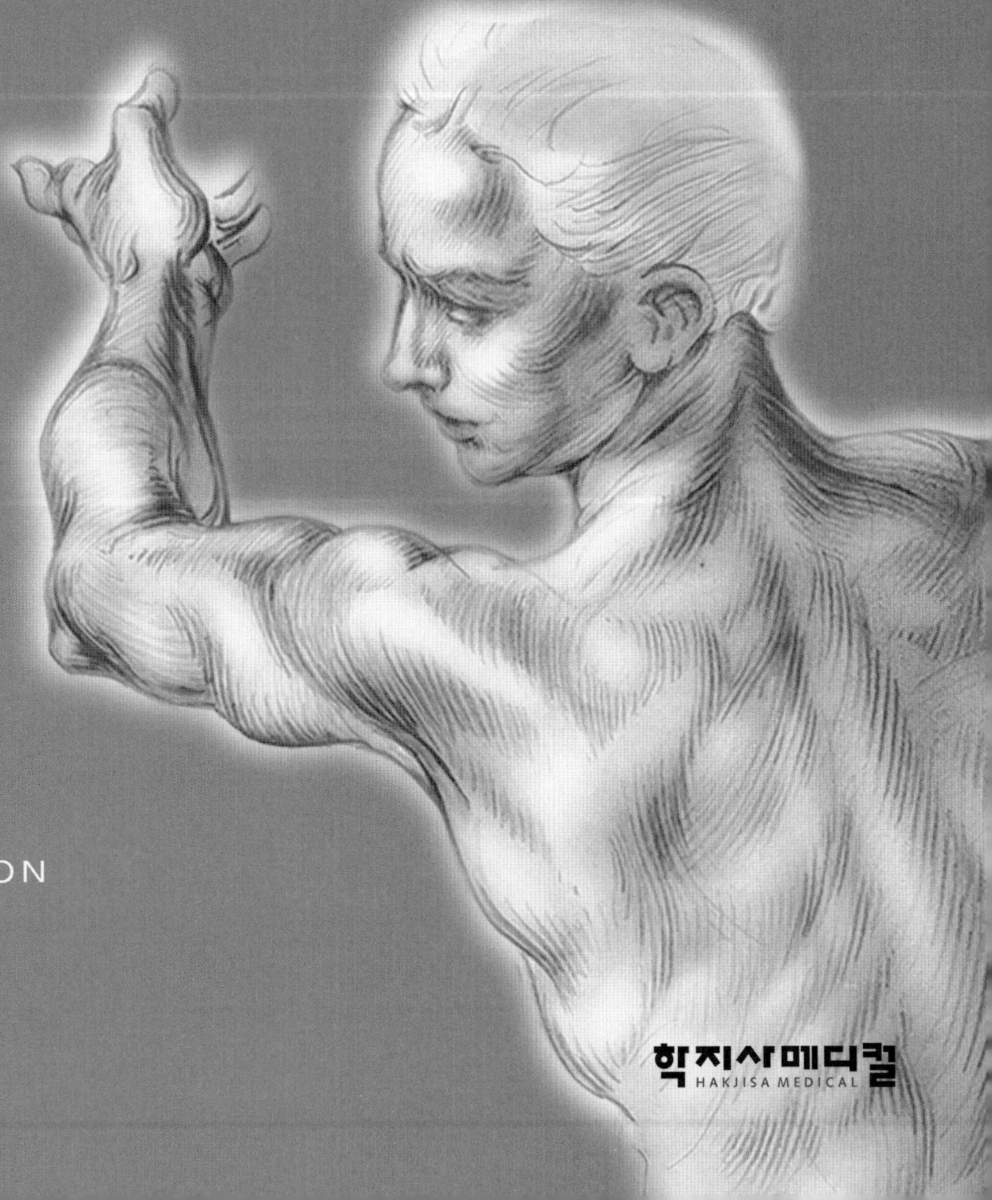

8TH EDITION

ELSEVIER

학지사메디컬
HAKJISA MEDICAL

역자 소개

임경춘 RN, MSN, GNP, PhD

현 성신여자대학교 간호대학 간호학과 교수

호서대학교 자연과학대학 간호학과 조교수

서울대학교 간호과학연구소 선임연구원

서울대학교 간호대학원, 을지의과대학교 임상간호대학원 시간강사

University of California-San Francisco (UCSF) 간호학 박사

UCSF Gerontological Nurse Practitioner (노인전문간호사) 석사 후 과정

저자 서문

이 실습가이드는 건강사정 학습에 필요한 실습을 돕기 위한 지침서이다. 학생들은 혼자서 공부하거나 실습실에서 실습하는 상황에서 이 실습가이드를 이용할 수 있다.

학습가이드로서 반드시 학습해야 할 내용을 강조하였다. 각 장은 이론 강의교재와 연계되어 있어 워크북으로서 학습할 수 있도록 구성되었으며, 실습하기 전에 문제를 풀어 봄으로써 강의교재 내용을 종합하고 마스터하도록 다양한 문제를 실었다.

실습실에서는 바로 학습가이드로 쓸 수 있다. 각 장의 기록지와 사정 양식에 따라 동료와 짝을 이루어 담당교수의 지도하에 신체검진을 해볼 수 있다. 그 결과를 기록지와 사정 양식에 적어 담당교수에게 제출하여 평가를 받는다.

이 책은 다음과 같은 특징이 있다.

각 장은 이론과 임상실기의 두 부분으로 이루어져 있다.

- **학습목표:** 각 장에서 학습을 통해 성취해야 할 과제를 간단히 요약
- **학습내용:** 학습해야 할 교재 내용
- **논문:** 비판적 사고와 중재를 위한 최신의 선택된 논문 추천
- **용어:** 교과서에 나오는 중요한 용어와 정의
- **학습지침:** 각 장에서 학습해야 할 내용
- **학습문제:** 사지선다형, 단답형, 짝짓기 형태의 문제로 과제의 학습 정도를 점검할 수 있음
- **실습목적:** 동료와의 부위별 검진 연습에서 성취해야 할 목적
- **신체검진 기록지:** 실습실이나 임상현장에서 사용할 수 있는 신체검진 기록지. 건강력, 신체검진의 단계가 있어서, 진행에 도움이 되고 대상자로부터 얻은 자료도 기록한다.
- **서술형 요약지:** SOAP 양식으로 건강력과 신체검진 소견을 서술형으로 기록하는 것을 학습한다. 이 양식은 상급실무를 위한 학습에 유용하게 쓸 수 있다.

건강력 수집과 신체검진 기술을 학습하는 것은 지적인 면과 임상적인 면의 훈련이 모두 요구된다. 이 실습가이드가 이론과 실기 모두를 학습하는데 도움이 되기를 바란다.

Carolyn Jarvis

역자 서문

최근 근거기반간호(evidence-based nursing)가 대세를 이루고 있는 가운데, 특히 객관적인 근거자료를 제공할 수 있는 방법의 하나인 건강사정은 이제 필수적인 간호실무의 영역이 되었고, 간호학 교과과정에 도입되어 가르치고 있다. 이러한 건강사정 과목은 이론뿐만 아니라 실습이 반드시 병행되어야 제대로 된 학습이 일어난다. 따라서 이 실습가이드는 건강사정 학습에 필요한 실습을 돕기 위해 준비된 지침서이다. 이 실습가이드를 이용하여 학생들은 혼자서 공부하거나 동료들과 실습실에서 실습할 수도 있고, 임상실습현장에서 만나게 되는 대상자에게 직접 적용할 수도 있다.

이 실습가이드는 Carolyn Jarvis의 Study Guide & Laboratory Manual For Physical Examination & Health Assessment에 근간을 두고 학습가이드로서 반드시 학습해야 할 내용을 강조하였다. 1장에서 6장까지는 건강사정의 기초가 되는 면담과 전반적인 건강력 사정, 정신상태 사정, 검진기법과 준비물, 신체계측, 활력징후, 통증, 영양 등에 대한 내용을 다루었고, 7장부터는 신체계통별로 건강사정의 내용을 다루었으며, 마지막 장에서는 전체적으로 건강사정을 통합하여 적용할 수 있도록 구성되었다.

물론 각 장은 첫 부분에 학습목표를 제시하여 학생이 성취할 내용을 파악할 수 있게 하였고, 이론 강의교재(원서와 번역판)와 연계되어 있어 가이드북으로서 학습할 수 있도록 학습내용을 제시하였으며, 필요에 따라 시청각 자료를 활용하도록 구성하였다. 다음으로 각 장에서 흔히 사용되는 용어를 한글과 영문으로 익힐 수 있도록 했으며, 실습하기 전에 문제를 풀어 봄으로써 강의교재 내용을 종합하고 마스터하도록 다양한 문제를 실었다.

마지막으로 실습실에서 바로 실습가이드로 쓸 수 있도록 실습목적과 지침을 비롯하여 신체계통별 실습활동 과정에서는 건강력과 신체검진 부분으로 나누어 제시하였다. 또한 각 장의 기록지와 사정 양식에 따라 동료와 짝을 이루어 실습담당교수의 지도하에 신체검진을 해볼 수 있다. 그 결과를 기록지와 사정 양식에 적어 담당교수에게 제출하여 평가를 받는다. 특히 서술형 요약지인 SOAP 양식은 학생들에게 건강력과 신체검진 소견을 서술형으로 기록하는 것을 학습할 수 있는 기회를 제공하는데, 이 양식은 상급실무를 위한 학습 및 전문간호사 실습에 유용하게 쓸 수 있다.

건강력 수집과 신체검진 기술을 학습하는 것은 지적인 면과 임상적인 면의 훈련이 모두 요구된다. 완성도가 높은 책으로 출간할 수 있도록 세심한 부분까지 고려하여 번역하였고, 노인전문간호사로서 역자의 임상 및 강의 경험을 반영하여 신체계통별 실습활동 과정을 작성할 수 있었기에, 건강사정 교과목 실습 시 채택되어 활용할 수 있는 교재라 생각한다. 이 실습매뉴얼이 이론과 실기 모두를 학습하는 데, 실질적인 도움이 되기를 바란다.

끝으로 이 책을 출간하기까지 애써주신 학지사메디컬 김진환 사장님과 관계자 여러분들에게 깊이 감사드린다.

2020년 1월 남산 자락에서

임경춘 드림

차례

차례

CHAPTER

01

면담과 건강력
Interview and Complete Health History

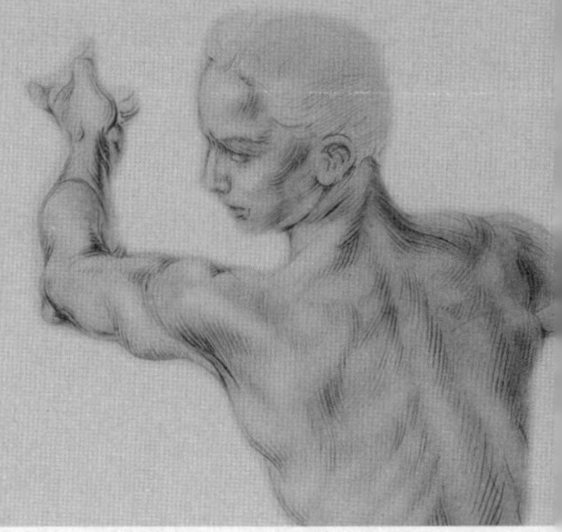

학습목표

1. 의사소통의 과정을 이해하고 면담 촉진 기법을 적용한다.

2. 전반적인 건강력 사정의 구성요소를 확인하고 관련내용을 학습한다.

3. 전반적인 건강력 사정을 위해 환자와 면담하여 자료를 모을 수 있다.

4. 환자의 자료를 분석하고 자료를 정확히 기록할 수 있다.

학습내용

Jarvis, *Physical Examination and Health Assessment*, 8th ed., Chapter 3 & 4, pp.27~62.

Foronda, C., MacWilliams, B., & McArthur, E. (2016). Interprofessional communication in healthcare: An integrative review. *Nurse Educ Pract*, *19*, 36~40.

Klein, D. A., Goldenring, J. M., & Adelman, W. P. (2014). HEEADSSS 3.0: The psychosocial interview for adolescents updated for a new century fueled by media. *Contemp Pediatr*, *31*(1), 16~28.

임경춘 외(2020), 건강사정 8판, Chapter 2 & 3, pp.11~36.

학습지침

참고문헌의 내용을 학습한 후에 다음 질문에 답하시오.

1. 면담을 촉진시키는 기법을 간단한 예와 함께 나열하시오.

2. 면담 과정에서 개방형 혹은 폐쇄형 질문의 2가지 방법을 사용할 수 있다. 그 차이를 설명하시오.

3. 전반적인 건강력 사정의 목적을 서술하시오.

4. 환자에게 나타나는 각 증상을 검진하기 위해 사용되는 임상 특성을 나열하고 정의하시오.

5. 건강력의 요소(병원을 찾은 이유, 현재 건강상태 또는 과거력, 가족력, 신체계통의 문진, 일상생활의 기능적 양상)를 정의하시오.

6. 가족력을 얻는 이론적 근거를 논하시오.

7. 신체계통 별로 문진하는 이론적 근거를 논하시오.

8. 기능 사정(functional assessment)에 포함된 항목을 기술하시오.

9. 노인의 건강력을 조사할 때 필요로 하는 환경, 진행, 내용에 추가하거나 변경해야 하는 항목을 서술하시오.

학습문제

1. 당신은 다음과 같은 내용의 의무 기록을 읽었다. 환자는 "나는 일주일간 감기에 걸렸다. 그리고 지금 숨쉬기가 힘들다." 라고 말한다. 이는 무엇을 나타내는가?

a. 과거력 b. 신체계통 문진
c. 기능적 사정 d. 병원을 찾은 이유

2. 당신은 환자로부터 얻은 정보의 신뢰성에 의문을 가질 수 있다. 면담이 이루어지는 상황 안에서 신뢰성을 증명하는 방법은 무엇인가?

a. 면담 중에 같은 질문을 반복해서 한다.
b. 환자의 과거 의무 기록을 검토한다.
c. 주어진 자료를 증명하기 위해 응급연락망에 있는 사람에게 연락한다.
d. 환자에게 과거력을 작성하게 하고 제공된 자료와 비교한다.

3. '병원을 찾은 이유'는 '주증상'으로 대체된다. 이 대체가 중요한 이유는 무엇인가?

a. '주증상'은 실제 진단이 되기 때문이다.
b. 새로운 용어는 다른 사람에게 필요한 정보를 제공하기 때문이다.
c. 새로운 용어는 안녕의 요구를 구체화하기 때문이다.
d. 병원을 찾는 이유는 환자의 현재 병력을 구체화하기 때문이다.

4. 첫 면담 동안, 검진자가 "당신에게 두통이 발생했을 때 무엇을 하였는지 말씀해 주시겠습니까?"라고 물었다. 이 질문에서 검진자는 무엇에 관한 정보를 찾고 있는가?

a. 문제에 관한 환자의 지각(perception)
b. 악화 또는 완화 요인
c. 문제의 발생 빈도
d. 문제의 중증도

5. 다음 중 환자가 병원을 찾은 이유에 대한 적절한 기록은 어느 것인가?

a. 2시간 동안 지속된 협심증
b. 1시간 동안 흉골하부 통증, 왼쪽 액와로 방사됨
c. 2시간 동안 "후벼 파는 듯한" 흉통
d. 2일 동안 지속된 늑막염

6. 가계도는 정보를 간결하게 보여주는 데 유용하다. 이는 무엇을 위해 특별하게 사용되는가?

a. 과거력 b. 과거력, 특히 입원력
c. 가족력 d. 현재 증상의 8가지 특징

7. 건강력 중에서 '신체계통 문진'에 관한 가장 적절한 설명을 고르시오.

a. 신체계통별 과거와 현재 건강상태의 평가
b. 환자가 말하는 문제에 대한 기록
c. 실무자의 객관적 소견 기록
d. 환자의 전반적 건강상태의 기술

8. 다음 중 주관적 자료에 해당하는 것은?

a. 체온 38.4℃(101.2℉)
b. 맥박 96회
c. 이전보다 체중이 10kg 감소한 것으로 측정됨
d. 2시간 동안 지속되는 통증

9. 아이의 건강력을 조사할 때, 어른과 다르게 확인해야 하는 정보를 무엇인가?

a. 대처와 스트레스 관리 b. 예방접종의 검토
c. 환경의 위험 d. 입원력

10. 기능적 사정은 일상활동을 어떻게 하는지 측정하는 것이다. 노인의 일생생활활동에 미치는 질병의 영향은 무엇으로 알 수 있는가?

a. 대인관계 사정 b. 도구적 일상생활활동 수행
c. 병원을 찾은 이유 d. 질병의 부담

비판적 사고 연습

https://familyhistory.hhs.gov를 방문하고 '가족력'을 완성한 후, 다음에 대해 생각해보자.

1. 가족력을 완성하기 위한 정보를 얻는 것이 얼마나 어려웠나?
2. 다른 가족들과 상의한 후에도 대답할 수 없는 질문이 있었나? 그때의 기분은 어떠했나?
3. 가족력을 완성함으로써 알지 못했던 건강 위협을 확인할 수 있었나?
4. 가족력을 완성해 본 것은 환자에게 가족력의 중요성을 설명하는 방법에 어떠한 영향을 미칠 것인가?

실습

면담과 전반적 건강력 사정에 대해 실습할 준비가 되었다. 이 실습의 목적은 실습실에서 동료로부터 전반적인 건강력을 얻는 연습을 하는 것이다.

실습목적

1. **다음의 면담 기술과 관련된 지식을 시범보인다.**
   개인적이고 조용하며 편안한 환경을 만든다; 인터뷰를 위해 당신 자신과 인터뷰 목적을 소개한다; 개방형이며 직접적인 질문을 한다; 환자의 이야기에 비판단적인 태도로 경청한다; 환자가 이해할 수 있는 적절한 용어를 선택한다.
2. **건강력의 요소에 관한 지식을 시범보인다.**
   환자의 말 속에서 병원에 온 이유를 찾아 기록한다; 환자의 증상을 기술하기 위한 임상 특징을 모두 찾아낸다; 과거력, 가족력, 신체계통 문진에서 적합한 자료를 수집한다; 기능 사정에서 자가간호행위와 위험요인을 확인한다.
3. **건강력 자료와 환자가 믿는 건강상태에 대해 정확히 기록한다.**

지침

짝을 지어 동료로부터 전반적인 건강력을 조사한다. 비록 서로에 대해 이미 알고 있더라도 최고의 학습을 위해 검진자나 대상자로서의 역할에 최선을 다한다. 몇몇 질문은 너무 개인적인 내용을 물을 수도 있으므로 주의한다. 대상자역할을 할 때 불편하다고 느끼면 대답하지 않아도 된다. 학습을 위한 경험이라는 목적과 사생활을 보호하는 것이 동시에 이루어져야 한다.

주어진 양식에 익숙하도록 질문하는 것을 연습한다. 내용을 미리 숙지하여 환자에게 명확하고 적절하게 전달한다. 검진자는 실제 면담을 할 때, 체크리스트를 복사하여 기록할 수 있다.

실습활동 – 건강력

대상자 이름 ______________ 나이 ________ 성별 ________ 직업(과거/현재) ______________________

검진자 이름 ______________ 검진일시 ____

1. 인구학적 자료

생일 __________________ 출생장소 ______________________ 결혼상태 ________________

주소 ____ 전화 ________________

2. 자료 출처와 신뢰성

3. 병원을 찾은 이유

4. 현재 건강력 혹은 현병력

5. 과거력

전반적 건강

____

어린 시절 질병

____

사고 또는 질병(나이 포함)

____

심각하거나 만성적 질병(나이 포함)

____

입원력(이유는? 위치)

____

수술(수술명, 나이)

____

산과력

임신횟수 ______________ 만삭 ______________ 조산 ______________

유산 ______________ 생존자녀 ______________

임신경과

____

(분만일, 임신 기간, 진통 기간, 아기 체중과 성별, 질 분만/제왕절개, 합병증, 아기 상태)

예방접종

____

마지막 검진 날짜

신체검진 ______________ 치과검진 ______________ 시력검사 ______________

알레르기 ______________ 반응 ______________

현재 복용 약물

____

6. 가족력: 구체적으로 기술하시오.

심장질환 ______________ 알레르기 ______________

고혈압 ______________ 천식 ______________

뇌졸중 ______________ 비만 ______________

당뇨 ______________ 알코올 중독 ______________

혈액질환 ______________ 정신질환 ______________

유방 혹은 난소암 ______________ 자살 ______________

암(다른 종류) ______________ 뇌전증 ______________

겸상적혈구 ______________ 신장질환 ______________

관절염 ______________ 결핵 ______________

■ **아래의 가계도를 완성하시오.**

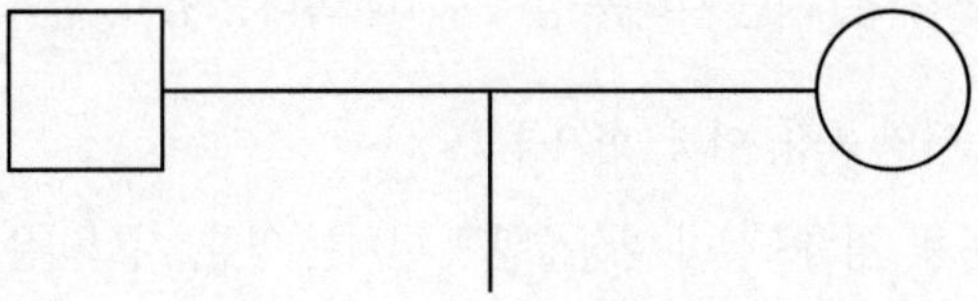

7. 신체계통 문진

(발병일자를 포함하여 이미 해결된 과거의 건강문제와 현재의 문제 모두를 포함한다.)

(현재 있으면 동그라미로 표시한다.) (필요 시 의견 제시)

■ **전반적 건강상태:** 현재 체중(증가 또는 감소, 기간, 다이어트에 의해 또는 다른 요인), 피로, 허약감, 열, 오한, 발한, 심야 발한

■ **피부:** 피부 질병력(습진, 건선, 발진), 착색 또는 색깔 변화, 검은 점의 변화, 과도한 건조나 습기, 가려움, 과도한 멍, 발진 또는 병변

■ **머리카락:** 최근 머리카락 소실, 머릿결의 변화

■ **손톱:** 모양의 변화, 색깔 또는 깨짐

건강증진: 태양 노출의 양, 피부와 머리카락 자가관리방법

■ **머리:** 비정상적으로 잦거나 심한 두통, 머리 와상, 어지럼증(실신), 현기증, 현훈

- **눈:** 시야의 어려움(시력감소, 혼탁, 맹점), 안통, 복시, 발적 또는 종창, 눈물 또는 분비물, 녹내장 또는 백내장

  건강증진: 안경이나 콘택트렌즈 착용, 지난 시력을 검사하거나 녹내장 검사, 만약 시력손실이 있다면 대처해야 함

- **귀:** 이통, 감염, 분비물 그리고 이의 특징, 이명, 현기증

  건강증진: 청력소실, 보청기 사용, 청력소실이 일상생활에 미치는 영향, 시끄러운 환경에 노출 여부, 귀를 깨끗이 하는 방법

- **코와 부비동:** 분비물 그리고 분비물의 특징, 비정상적으로 자주 또는 심한 감기가 걸리는지, 부비동의 통증, 코막힘, 비출혈, 알레르기 혹은 고초열, 후각의 변화

- **입과 인후:** 입 통증, 잦은 인후통, 잇몸 출혈, 치통, 입이나 혀의 병변, 연하곤란, 목쉼 또는 목소리 변화, 편도선 절제수술, 미각 변화

  건강증진: 매일 치아 관리 패턴, 보철물의 사용(의치), 마지막 치과 검진

- **목:** 통증, 운동의 제한, 덩어리 또는 종창, 커지거나 압통이 있는 결절, 갑상선종

- **유방:** 통증, 덩어리, 유두분비물, 발진, 유방 질병력, 다른 유방의 외과적 수술

  겨드랑이: 압통, 덩어리 또는 종창, 발진

  건강증진: 유방자가검진을 수행, 유방자가검진에 사용된 방법과 빈도를 포함, 마지막 유방촬영과 결과 확인

- **호흡기계:** 폐질환력(천식, 폐기종, 기관지염, 폐렴, 결핵), 숨 쉴 때 가슴 통증, 천식 또는 시끄러운 숨소리, 호흡곤란, 얼마나 많은 활동 시 숨이 가쁜지, 기침, 가래(색깔, 양), 결핵, 독소 또는 오염에 노출

  건강증진: 마지막 흉부 X-ray 촬영

- **심혈관계:** 전 흉부 통증, 심계항진, 청색증, 격심한 활동 시 호흡곤란(호흡곤란을 일으키는 격심한 활동의 양에 대해 구체화한다), 기좌호흡, 야간의 발작성 호흡곤란, 야뇨, 부종, 심잡음, 고혈압, 관상동맥질환, 빈혈

  건강증진: 마지막 심전도(ECG) 또는 다른 심장검사의 결과

- **말초혈관계:** 냉감, 무감각과 저림, 다리 부음(하루 중 어느 시간, 활동), 손이나 발의 색변화(푸르스름하게 붉은, 창백함, 반점, 자세와 관련되어, 특히 발이나 발목 주위), 정맥류나 합병증, 간헐적 파행, 혈전성 정맥염, 궤양

  건강증진: 오랜 기간 앉아 있거나 서 있는 일을 할 경우, 다리를 꼬고 앉는 자세를 피함. 탄력스타킹을 신음

- **위장관계:** 식욕, 음식 알레르기, 연하곤란, 가슴앓이, 소화불량, 통증(먹는 것과 관련된), 다른 복부의 통증, 가슴쓰림(신트림 분출물을 포함한 식도 또는 위의 타는 듯한 감각), 오심 그리고 구토, 객혈, 복부질환력(궤양, 간 또는 담낭, 황달, 충수염, 대장염), 고창, 배변 횟수와 최근의 변화, 변 특징, 변비, 설사, 흑변, 직장출혈, 직장상태, 치질

  건강증진: 제산제 또는 완화제 사용

- **요로계:** 빈뇨, 긴박뇨, 야뇨(소변을 보기 위해 밤에 깨어나는 횟수, 최근의 변화), 배뇨곤란, 다뇨증, 핍뇨증, 지연뇨, 소변 줄기가 가늘어짐, 소변 색깔(흐림 또는 혈뇨), 실금, 신장질환력(신장병, 신장결석, 요로감염, 전립선), 옆구리, 서혜부, 치골상부 또는 허리 통증

  건강증진: 요로감염을 치료 또는 예방, 분만 후 케겔운동

- **남성비뇨생식계:** 음경 또는 고환 통증, 염증 또는 병소, 음경의 분비물, 덩어리, 탈장

  건강증진: 고환자가검진은 얼마나 자주 하는가?

- **여성비뇨생식계:** 월경력(초경의 나이, 최근 월경일, 순환, 기간, 무월경 또는 월경과다, 월경 전 통증 또는 월경장애, 월경사이의 출혈), 질의 가려움, 분비물과 이의 특징, 갱년기 나이, 갱년기의 증상 또는 증후, 갱년기 후 출혈

  건강증진: 마지막 부인과 체크, 마지막 pap smear의 결과

- **성 건강:** 성교를 포함한 최근의 관계 유무, 당신과 파트너에 대한 만족도, 성교 통증 유무(여성의 경우), 발기 또는 사정의 변화(남성의 경우), 피임약 사용, 피임약 사용의 만족도, 콘돔 사용과 빈도, 성 전파성 질환(임질, 포진, 클라미디아, 성병 사마귀, HIV/AIDS, 매독)을 가진 파트너와의 접촉에 주의하는가?

- **근골격계:** 관절염 또는 통풍 과거력

  관절: 통증, 뻣뻣함, 종창(위치, 이동성), 기형, 움직임의 제한, 관절 움직일 때 나는 소리

  근육: 통증, 경련, 약함, 걸음걸이 문제, 활동 시 협응 문제

  등: 통증(위치, 사지로 방사됨), 경직, 움직임의 제한, 요통과 디스크질환의 과거력

  건강증진: 하루에 얼마나 걷는가? 활동 제한이 음식, 화장실, 옷 입는 것과 같은 일상활동에 어떤 영향을 주는가?

- **신경계:** 간질, 뇌졸중, 실신, 의식상실의 질환력

  운동근육신경의 기능: 약함, 틱 또는 진전, 마비 또는 협응 문제

  감각기능: 무감각, 저림(감각이상)

  인식기능: 기억력 장애(단기 혹은 장기, 지남력 상실)

  정신상태: 신경과민, 감정 변화, 우울 또는 정신건강 기능장애 또는 환각 같은 과거력

- **혈액계:** 피부나 점막의 출혈 경향, 과도한 멍, 림프절 종창, 독소나 방사선 노출, 수혈과 반응

- **내분비계:** 당뇨 또는 당뇨 증상(다뇨, 다식, 다갈) 같은 과거력, 갑상선 질환의 과거력, 더위나 추위에 과민증, 피부 착색 또는 조직의 변화, 과도한 발한, 식욕과 체중의 관계, 비정상 머리카락 분포, 과민, 진전 그리고 호르몬 치료의 필요성

기능사정(일상생활활동 포함)

자아존중감, 자아개념: 교육(최종 학력, 기타 의미 있는 훈련) ______________________

____

재정상태(생활방식 또는 건강에 관심을 두기에 충분한 수입) ______________________

____

가치관–신념(종교적 실천과 개인적인 강점에 대한 지각) ______________________

____

자가간호

행위 ______________________

____

활동과 운동: 1일 활동, 전형적인 활동 양상 ______________________

____

일상생활에서 독립적인지, 아니면 보조가 필요한지(음식, 목욕, 위생, 옷, 화장실, 침대에서 의자로 이동, 걷고 서고, 계단에 오름)?

____

여가 활동 ______________________

____

운동 패턴(종류, 하루 혹은 일주일 동안의 운동량, 준비운동 방법, 운동에 대한 신체반응을 관찰하는 방법) ______________________

____

다른 자가 간호 행위 ______________________

____

수면과 휴식: 수면패턴, 낮잠, 수면에 도움되는 것 ______________________

____

다른 자가 간호 행위 ______________________

____

영향과 배설: 24시간 식이를 회상하여 기록하시오. ____________________

____

일상적인 식단은? ____________________

누가 식품을 사는가? ____________________

누가 음식을 준비하는가? ____________________

경제적으로 식품을 구입하기에 충분한가? ____________________

누구와 식사를 하는가? ____________________

다른 자가 간호 행위 ____________________

____

대인관계/원천: 가족 안에서 자신의 역할을 서술하시오. ____________________

____

가족, 친구, 동료, 동기와 어떻게 지내는가? ____________________

문제가 있을 때 누구의 지지를 받는가? ____________________

하루 중 홀로 보내는 시간은 얼마나 되는가? ____________________

어울려 지내는가 아니면 고립되어 있는가? ____________________

다른 자가 간호 행위 ____________________

____

대처와 스트레스 관리: 현재 생활의 스트레스를 서술하시오. ____________________

____

작년의 변화 ____________________

스트레스를 완화하기 위해 사용하는 방법 ____________________

그 방법이 도움이 되었는가? ____________________

____

개인 습관

매일 섭취하는 카페인(커피, 차, 콜라) ________________

흡연을 하는가? ________________ 하루에 몇 갑? ________________

몇 년 동안 피우고 있는가? ________________ 피우기 시작한 나이? ________________

끊으려고 시도한 적은 있는가? ________________ 금연이 얼마나 지속되었는가? ________________

음주를 하는가? ________________ 마지막 술 마신 날은? ________________

음주량 ________________

지난 30일 동안, 며칠이나 술을 마셨는가? ________________

음주 후 문제가 있었나? ________________

마약의 사용 ________________

마리화나? ________________ 코카인? ________________

농축 코카인? ________________ 암페타민? ________________

진정최면제? ________________ LSD(lysergic acid diethylamide)? ________________

헤로인? ________________ 기타 ________________

마약이나 음주행위를 치료한 적이 있는가? ________________

환경/위험: 가정과 이웃(구조의 형태, 독거, 이웃을 아는지)

____

지역의 안전 ________________

적절한 난방과 시설 ________________

교통의 편리성 ________________

지역사회 서비스의 참여 ________________

직장이나 가정의 위험 ________________

좌석벨트의 사용 ________________

다른 나라로 여행을 하거나 거주함 ________________

다른 나라의 군대에 있음 ________________

자가 간호 행위 ________________

가정폭력: 가정에서 어떻게 일어나는가? 당신은 안전하다고 느끼는가?

당신의 파트너나 다른 중요한 사람으로부터 정서적 · 신체적 학대를 받았는가?

당신의 파트너나 다른 구성원에 의해 뺨을 맞거나, 차이거나, 밀리고 또는 신체적으로 상처를 받은 적이 있는가?

파트너가 당신에게 성관계를 강요하는가? ____________________

파트너가 다른 구성원을 두려워하는가? ____________________

직업 건강: 당신의 직업에 대해 기술하시오.

건강상 위험성을 가진 직업(석면, 흡인제, 화학물질, 반복적인 동작)

당신의 노출을 줄이기 위해 준비된 장비는? ____________________

당신의 노출을 확인하기 위해 준비된 프로그램은? ____________________

당신의 직업과 관련된다고 생각하는 건강 문제는? ____________________

당신 직업의 좋은 점과 나쁜 점은 무엇인가? ____________________

자기 건강 지각: 당신은 건강을 어떻게 정의하는가?

현재 자신의 건강에 대한 견해는? ____________________

당신의 걱정거리는 무엇인가? ____________________

미래에 당신의 건강에 어떠한 일이 발생할 것이라 기대하는가? ____________________

당신의 건강 목표는? ____________________

당신이 간호사나 의사로부터 기대하는 것은? ____________________

CHAPTER

02

정신상태
Mental Status

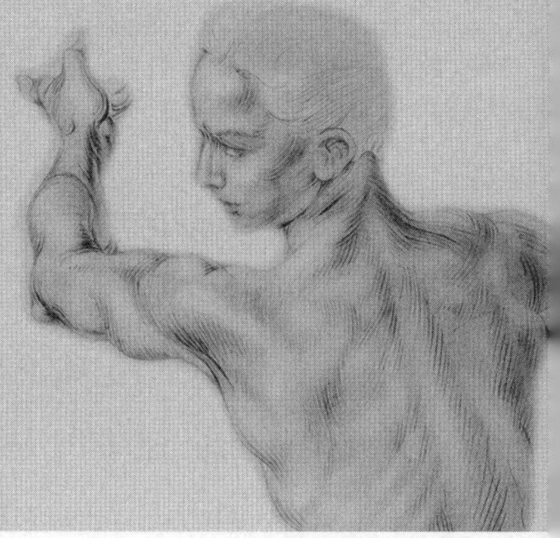

학습목표

1. 대상자의 외모, 행동, 인지 기능, 사고과정과 지각에 대한 사정을 포함하는 정신상태 사정에 대해 학습한다.
2. 정신상태를 검진하는 방법과 이론적 근거를 이해한다.
3. 사정 결과를 적절한 용어를 사용하며 정확히 기록할 수 있다.

학습내용

Jarvis, *Physical Examination and Health Assessment*, 8th ed., Chapter 5, pp.63~83.

Bennett, C. (2017). Identifying delirium in older adults with pre-existing mental illness. *Nurse Pract*, *42*(6), 39~44.

임경춘 외(2020), 건강사정 8판, Chapter 4, pp.37~56.

용어

참고문헌의 내용을 학습한 후 다음 용어를 공부한다. 단어에 대한 오른쪽의 정의와 정확한 개념을 크게 말한다.

- **Abstract reasoning(추론):** 구체적이고 있는 그대로 이해하는 것을 넘어서 더욱 깊이 숙고하는 것
- **Attention(주의력):** 구체적인 것에 집중하는 능력
- **Bereavement(사별):** 사랑하는 사람의 사망으로 인한 상실, 슬픔, 개인 혹은 사랑하는 사람의 건강 저하 또는 중요한 관계의 끝
- **Consciousness(의식, 자각):** 자신의 존재(실재), 느낌, 생각, 환경을 알아채는 것
- **Executive function(실행 능력):** 조직 및 규제능력을 포함하는 고차원의 인지 능력
- **Language(언어):** 생각과 느낌을 의사소통하기 위해 목소리를 사용하는 것

- **Memory(기억):** 나중에 회상하기 위해 과거의 경험이나 지각들을 저장하는 능력
- **Mood(기분):** 개인의 느낌이 지속적으로 드러남
- **Orientation(지남력, 오리엔테이션):** 자기와 관련된 객관적 세상을 인식함
- **Perceptions(지각):** 오감을 통해 대상을 인식하는 것
- **Thought content(사고 내용):** 사람들이 생각하는 것 – 구체적인 생각, 신념, 단어 사용
- **Thought process(사고 과정):** 사람들이 생각하는 방법, 사고의 논리적 연결
- **Visuospatial(공간지각 능력):** 시각적 정보를 처리하고 공간 안 물체 사이의 관계를 인지하는 능력

학습지침

참고문헌의 내용을 학습한 후 다음 질문에 답하시오.

1. 정신병(mental disorder)에 대해 정의하시오.

2. 완전한 정신상태 검사 수행에 필요한 4가지 상황을 나열하시오.

3. 정신장애가 없는 대상자의 정신상태 사정에서 대상자의 응답에 영향을 미칠 수 있는 4가지 요인을 설명하시오.

4. 초기 건강력에 포함된 대상자의 최근 기억을 사정하는 알맞은 방법을 기술하시오.

5. Four Unrelated Words Test는 어떤 정신기능을 검사하기 위한 것인가?

6. 자살 의도를 알아보기 위한 질문을 3가지 이상 나열하시오.

7. 환자의 반응에 따라 의식수준을 다음과 같이 나눌 수 있다.

Lethargic/somnolent(기면/졸리움, 혼몽): ______________________

Obtunded(둔감): ______________________

Stupor/semicoma(혼미/반혼수): ______________________

Coma(혼수): ______________________

Delirium(섬망): ______________________

비판적 사고 연습

다음 페이지의 Montreal Cognitive Assessment(MoCA)를 활용하여 대상자의 인지화면을 완성해보자.

대상자를 바꿔 Mini-Cog (http://mini-cog.com/mini-cog-instrument/ standardized-mini-cog-instrument/)를 완성해보자. 두 도구 사이의 차이점을 비교하고 대조해보자. 어떤 것이 병원에서 사용하기에 더 적합한가? 각 도구를 사용할 때 질문하는 것과 점수매기기는 편하였는가? 점수매기기에 대한 의문이 있다면, 무엇인가?

다음으로, 임상에서 MoCA와 Mini-Cog를 사용해보자. 노인(65세 이상)들에게 MoCA와 Mini-Cog를 완성해보도록 해보자. 노인들에게 전달하는 방법을 바꾸어야 했나? 다른 환경에서 다른 환자들에게 발견된 차이점을 논의해보자.

NAME :
Education : Date of birth :
Sex : DATE :

MONTREAL COGNITIVE ASSESSMENT (MOCA)

Version 7.1 Original Version

VISUOSPATIAL / EXECUTIVE

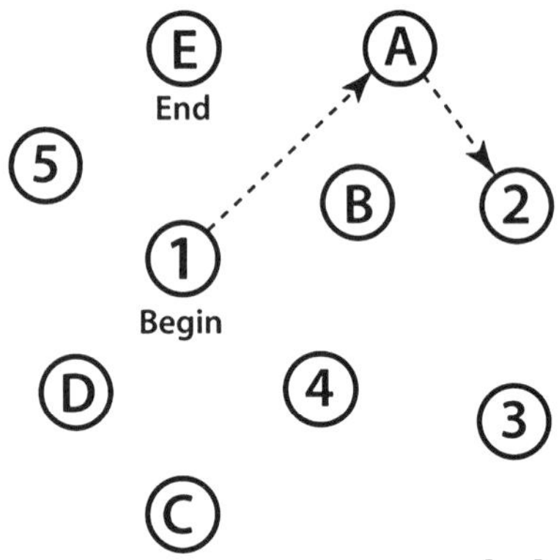

[ ]

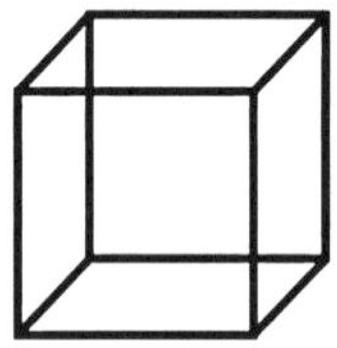

Copy cube

[ ]

Draw CLOCK (Ten past eleven)
(3 points)

[ ] Contour [ ] Numbers [ ] Hands

POINTS __/5

NAMING

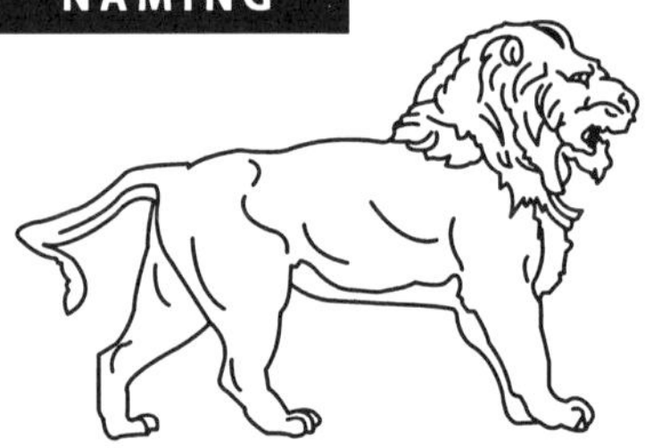

[ ]

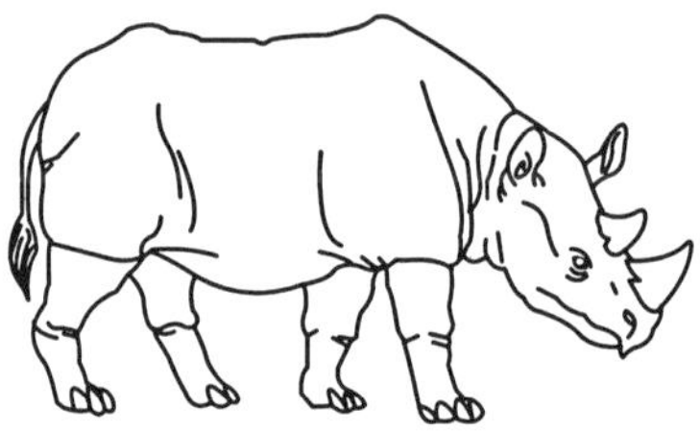

[ ]

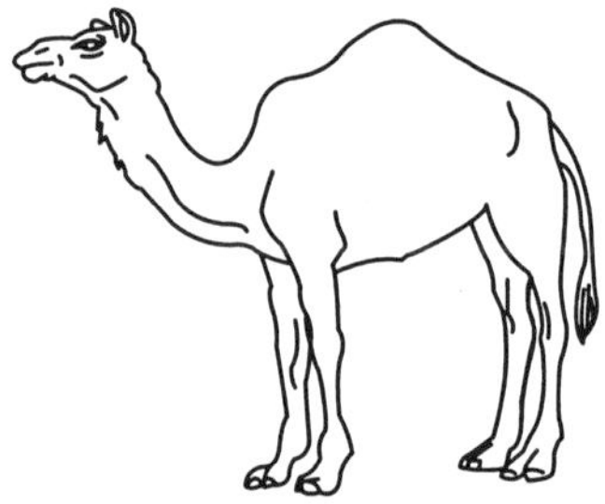

[ ]

__/3

MEMORY Read list of words, subject must repeat them. Do 2 trials, even if 1st trial is successful. Do a recall after 5 minutes.

	FACE	VELVET	CHURCH	DAISY	RED
1st trial					
2nd trial					

No points

ATTENTION Read list of digits (1 digit/ sec.). Subject has to repeat them in the forward order [ ] 2 1 8 5 4
Subject has to repeat them in the backward order [ ] 7 4 2 __/2

Read list of letters. The subject must tap with his hand at each letter A. No points if ≥ 2 errors
[ ] F B A C M N A A J K L B A F A K D E A A A J A M O F A A B __/1

Serial 7 subtraction starting at 100 [ ] 93 [ ] 86 [ ] 79 [ ] 72 [ ] 65
4 or 5 correct subtractions: **3 pts**, 2 or 3 correct: **2 pts**, 1 correct: **1 pt**, 0 correct: **0 pt** __/3

LANGUAGE Repeat : I only know that John is the one to help today. [ ]
The cat always hid under the couch when dogs were in the room. [ ] __/2

Fluency / Name maximum number of words in one minute that begin with the letter F [ ] _____ (N ≥ 11 words) __/1

ABSTRACTION Similarity between e.g. banana - orange = fruit [ ] train – bicycle [ ] watch - ruler __/2

DELAYED RECALL	Has to recall words **WITH NO CUE**	FACE [ ]	VELVET [ ]	CHURCH [ ]	DAISY [ ]	RED [ ]	Points for UNCUED recall only	__/5
Optional	Category cue							
	Multiple choice cue							

ORIENTATION [ ] Date [ ] Month [ ] Year [ ] Day [ ] Place [ ] City __/6

 www.mocatest.org Normal ≥ 26 / 30 TOTAL __/30

Add 1 point if ≤ 12 yr edu

Administered by: ___________________

학습문제

1. 정신상태 검사가 요구되지 않을 경우에도 검진자는 인터뷰나 신체검사를 수행하는 동안, 반드시 사정해야 하는 4가지 주요 정신상태는 무엇인가?

a. 기분, 정서, 의식, 지남력
b. 기억, 주의력, 사고 내용, 지각
c. 언어, 지남력, 주의력, 추리력
d. 외모, 행위, 인지, 사고과정

2. 환자의 외관을 가장 정확하게 묘사한 것을 고르시오.

a. 긴장된 자세와 안절부절 못하는 행동.
옷은 청결하나 계절에 맞지 않음, 추운 날씨에 짧은 티셔츠를 입고 있음
b. 지남력 있음, 상황에 적절한 정서
c. 깨어있고 구두자극에 반응함. 진단에 대해 말할 때 눈물을 보임
d. 부적절한 웃음, 지남력 있음

3. 새로운 기억들을 저장하는 능력은 인지기능 사정 중의 한 부분이다. 이것을 사정하는 방법은 무엇인가?

a. 헷갈리지 않고 한 가지 생각을 하는지 알아본다.
b. 일반적인 지식을 검사한다.
c. 과거력을 조사한다.
d. Four Unrelated Words Test를 사용한다.

4. 실어증이 있는 환자의 퇴원계획을 위해서는 부가적인 사정이 필요하다. 이를 위해 사정계획에 포함해야 하는 것은 무엇인가?

a. 계속하여 7을 빼도록 한다.
b. 증손자의 이름이나 생일을 말하도록 한다.
c. 방에 있는 물건이나 신체 부분을 가리키며 단어를 말하게 한다.
d. 속담을 해석해 보도록 한다.

5. 간질장애(seizure disorder)라고 새로 진단받은 환자가 인터뷰 중 "나는 비행기 조종사가 될 계획이다."라고 말했다. 만약 seizure disorder에 대한 교육을 제공한 후에도 계속해서 비행기 조종사가 되겠다는 목표를 버리지 않을 경우, 검진자는 환자의 어떤 점에 의문을 가질 수 있는가?

a. 사고 과정
b. 판단력
c. 집중력
d. 최근 기억

6. 급성기 병원에 입원한 환자가 입원한지 이틀째에 침대 위에 아무것도 없는데 벌레가 있다면서 불평을 하였다. 이는 어떤 장애의 예인가?

a. 사고 과정
b. 지남력
c. 지각
d. 높은 지적 능력

7. 치매를 발견하고, 인지 기능을 사정하는 방법은 무엇인가?

a. Proverb Interpretation Test
b. Mini-Mental State Examination
c. Denver II
d. Older Adult Behavioral Checklist

8. 치매의 주요 특징은 무엇인가?

a. 단기기억과 장기기억 장애
b. 환각
c. 갑작스런 증상
d. 물질남용

9. 구음장애가 있는 대상자의 사례라고 볼 수 있는 것은?

a. 질문했을 때 유창하게 대답하지만, 단어를 부적절하게 사용하거나 단어를 만들어내어 이해할 수가 없다.

b. 단어선택과 문법은 적절하지만, 소리가 왜곡되어 지능이 떨어져 보인다.

c. 음조나 말소리를 내기 어렵고, 쉰 목소리지만 언어능력은 정상이다.

d. 이해능력은 정상이나, 생각을 표현하기에 어려움이 있다.

10. 정신상태 사정을 할 때 가장 적절한 사정 방법은?

a. EEG 검사

b. IQ 검사

c. 대상자를 관찰하고 건강 혹은 기능장애 추론

d. 특별한 질문에 대한 대상자의 반응 검사

11. 75세 남성노인을 사정할 때 기대되는 결과는?

a. 반응시간을 포함한 어떠한 능력도 감소되지 않을 것이다.

b. 노화와 더불어 전형적으로 장기기억이 감소하므로 이에 대한 검사에 어려움이 있을 것이다.

c. 반응에 조금 시간이 더 걸리기는 하지만, 전반적인 지식이나 능력의 감소는 없을 것이다.

d. 언어능력의 상실과 전반적인 지식의 감소로 인해 반응시간이 감소할 것이다.

12. 노인에게 우선적으로 사정해야 할 것은 무엇인가?

a. 공포증

b. 전반적인 지적 능력

c. 불합리한 사고 유형

d. 감각인지 능력

■ **A항목과 B항목을 연결하시오.**

A항목: 정의		**B항목:** 기분 및 감정의 유형
13. ______	감정표현의 결핍	a. 우울증(Depression)
14. ______	자기 정체성 상실	b. 불안(Anxiety)
15. ______	과도한 안녕(행복)	c. 무감동(Flat affect)
16. ______	알 수 없는 위험을 예상하고 걱정함	d. 다행증(Euphoria)
17. ______	별일 아닌 일에 화를 잘 냄	e. 불안증(Lability)
18. ______	통제 상실	f. 격노(Rage)
19. ______	슬픔, 우울, 실망(낙담)	g. 안절부절못함(Irritability)
20. ______	빠른 감정 변화	h. 공포(Fear)
21. ______	알고 있는 위험에 대한 걱정	I. 이인증(Depersonalization)

22. 정상적인 소견을 포함한 정신상태 사정의 내용을 기술하시오.

실습

여러분은 이제 정신상태 사정을 실습할 준비가 되었다. 실습의 목적은 '범불안장애 척도(GAD-7)'를 적용하며 정신상태 사정을 시작하기 위함이다.

동료나 임상의 환자에게 정신상태 사정을 단계별로 수행한다. 대상자에게 검사를 하기에 앞서 해야 할 질문을 명확히 한다. 주어진 양식에 검진 사항들을 기록한다.

그 다음, 정신상태 사정에서 불안장애를 선별하기 위해 자주 사용되는 'GAD-7'을 수행한다.

실습활동 – 정신상태 검사

대상자 이름 ______________ 나이 ________ 성별 ________ 직업(과거/현재) ______________________

검진자 이름 ______________ 검진일시 ____

정신상태

(검사 전, Four Unrelated Words Test를 위해 여러분은 대상자에게 4가지 단어를 말한 후, 몇 분 뒤 다시 말하게 한다)

1. 외양

자세(체위) ____

몸동작 ____

옷차림 ____

위생상태 ____

2. 행동

의식상태 ____

얼굴표정 ____

말하기:

질 ____

속도 ____

단어 선택 ____

기분 및 감정 ____

3. 인지기능

오리엔테이션(지남력):

시간 ______________ 장소 ______________ 사람 ______________

집중력 ______________

단기기억 ______________

장기기억 ______________

새로 배운 것 – Four Unrelated Words Test ______________

____

실어증 시 추가해야 할 검사:

단어이해력 ______________

읽기 ______________

쓰기 ______________

판단력 ______________

4. 사고과정과 지각(인식)

사고과정 ______________

사고내용 ______________

지각 ______________

자살생각 ______________

범불안장애 척도

(GAD-7: Generalized Anxiety Disorder Scale-7)

불안 자가 체크 도구					
지난 2주 동안 당신은 다음의 문제들로 인해서 얼마나 자주 방해를 받았습니까? ("√"로 답을 나타내시오)		전혀 방해 받지 않았다	며칠 동안 방해받았다	2주 중 절반 이상 방해받았다	거의 매일 방해받았다
1	초조하거나 불안하거나 조마조마하게 느낀다	0	1	2	3
2	걱정하는 것을 멈추거나 조절할 수가 없다	0	1	2	3
3	여러 가지 것들에 대해 걱정을 너무 많이 한다	0	1	2	3
4	편하게 있기가 어렵다	0	1	2	3
5	너무 안절부절못해서 가만히 있기가 힘들다	0	1	2	3
6	쉽게 짜증이 나거나 쉽게 성을 내게 된다	0	1	2	3
7	마치 끔찍한 일이 생길 것처럼 두렵게 느껴진다	0	1	2	3

총점 ____________점

(1) 불안정도

이 자가 체크 척도는 본인이 가지고 있는 불안의 심한 정도를 간략하게 살펴보는 도구입니다.
전체 점수를 합산한 것이 본인의 점수입니다.

총점 5점 이상–경증 불안
총점 10점 이상–중간 정도 불안
총점 15점 이상–심한 불안

(2) 관리

- 5점 이상인 경우 스스로 불안을 조절하거나 극복하기 위한 노력이 필요합니다.
  스트레스 관리, 적절한 운동과 휴식, 긴장 이완 훈련 등 불안을 감소시키는 노력이 필요합니다.
- 10점 이상인 경우에는 불안이 중간 정도 이상에 해당합니다.
- 15점 이상인 경우에는 심한 불안이 있는 것을 나타냅니다.
- 물론 이 점수만을 가지고 어떤 장애가 있다는 것을 진단하는 것은 아닙니다.
  단지 본인의 불안 정도에 대한 체크일 뿐입니다. 다만, 10점 이상이 되는 경우에는 불안에 대한 자세한 검사와 전문가와 상의하는 것이 권장됩니다.

From Krornke, K, et al. (2007). Anxiety disorders in primary care: prevalence, impairment, comorbidity, and detection. *Annals of Internal Medicine, 146*(5): 317–325.

CHAPTER

03

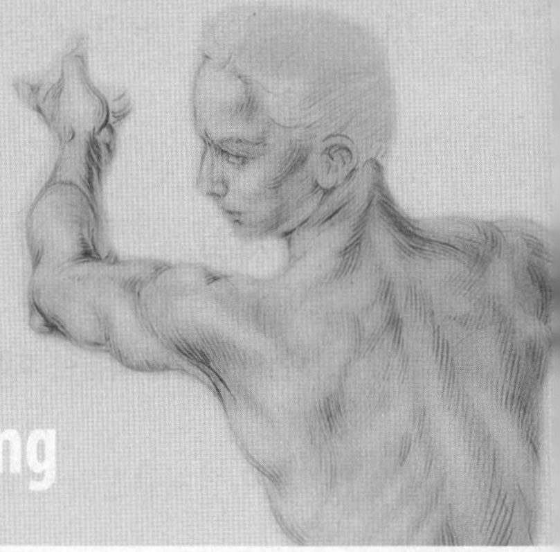

검진기법과 준비물
Assessment Techniques and the Clinical Setting

학습목표

1. 시진, 촉진, 타진, 청진의 검진 기술을 학습한다.
2. 전반적 신체검진을 위해 필요한 도구에 대해 학습한다.
3. 삶의 주기에 따른 개별적인 검진을 제공하기 위해서 연령별 특징에 대해 학습한다.

학습내용

Jarvis, *Physical Examination and Health Assessment*, 8th ed., Chapter 8, pp.113~124.

Miller, S., Owens, L., & Silverman, E. (2015). Physical examination of the adult patient with chronic respiratory disease. *Medsurg Nurs*, *24*(3), 195~198.

임경춘 외(2020), 건강사정 8판, Chapter 5, pp.57~65.

용어

참고문헌의 내용을 학습한 후 다음 용어를 공부한다. 단어에 대한 오른쪽의 정의와 정확한 개념을 크게 말한다.

- **Amplitude(음폭, 진폭):** 소리가 크거나 작은 정도(혹은 강도)
- **Duration(음의 길이):** 음이 지속되는 시간의 길이
- **Ophthalmoscope(검안경):** 눈 내부 구조물을 비춰보는 도구, 검진자는 동공을 통해 눈의 저부를 볼 수 있음
- **Otoscope(검이경):** 이도를 비춰보는 도구, 검진자는 이도와 고막을 볼 수 있음
- **Pitch(음조):** 음의 초당 진동/떨림(주파)의 수(또는 빈도)
- **Quality(음색):** 소리의 구별되는 배음으로 인해 발생되는 소리의 주관적인 차이(음질)

학습지침

참고문헌의 내용을 학습한 후에 다음 질문에 답하시오.

1. 4가지 신체검진의 방법에 대해 설명하시오.

시진 ______

촉진 ______

타진 ______

청진 ______

2. 다음 타진음의 특징을 설명하시오.

	음조	음폭	음색	음의 길이
공명음(Resonance)				
과다공명음(Hyperresonance)				
고창음(Tympany)				
둔탁음(Dull)				
편평음(Flat)				

3. 가벼운 촉진과 심부 촉진, 양손 촉진의 차이점을 설명하시오.

4. 청진기 끝의 두 부분을 나열하고, 각 부분이 잘 사용되는 경우를 설명하시오.

5. 검진을 준비할 때 고려해야 할 환경적인 조건들을 설명하시오.

6. 성인에게 전반적인 신체검진을 시행할 때, 필요한 기본 도구들을 나열하시오.

7. 검사 시 대상자를 대할 때의 준비에 대하여 기술하시오.
(복장, 태도, 안전/보편적인 예방, 검진 순서, 대상자에게 알려줄 지침)

8. 아래에 제시된 연령대의 대상자 검진 시 연령별 주의사항을 서술하시오.

영아 ______________________________

유아 ______________________________

미취학 아동 ______________________________

학령기 아동 ______________________________

청소년 ______________________________

노인 ______________________________

급성 질환자 ______________________________

학습문제

1. 촉진 시에는 손의 여러 부분이 사용된다. 진동을 검진할 때 사용되는 손의 부위는 어디인가?

a. 손가락 끝 b. 집게손가락과 엄지손가락
c. 손등 d. 손의 척골면

2. 간접 타진 시 손가락으로 치는 부위는 어디인가?

a. 척골면
b. 중수관절
c. 가운뎃손가락의 말단부
d. 어디든지 피부에 닿는 곳

3. 타진 시 느껴지는 음파의 음조(pitch)를 가장 잘 설명한 것은?

a. 소리의 집중도
b. 초당 진동수
c. 음이 유지되는 시간 정도
d. 음의 배음

4. 청진기의 벨(bell) 부분은 언제 사용되는가?

a. 부드럽고 낮은 음을 들을 때 쓰인다.
b. 고음을 들을 때 쓰인다.
c. 피부를 세게 고정시킬 때 쓰인다.
d. 소리를 확대시킨다.

5. 검안경은 5개의 구멍이 있다. 고정된 동공을 가진 대상자를 사정하기 위해 어느 구멍을 사용해야겠는가?

a. 눈금 b. 가느다란 구멍
c. 작은 구멍 d. 큰 구멍

6. 검진을 마치면서 검진자가 해야 할 일은 무엇인가?

a. 검사실을 떠나기 전에 자료를 상세히 기록해야 한다.
b. 다른 검진자에게 자료를 확인받는다.
c. 정확성을 위해 검사한 객관적 자료를 주관적 자료와 연결한다.
d. 자료를 요약하여 대상자에게 알려준다.

7. 검진자가 검사실에 들어갈 때, 영아인 대상자가 자고 있다. 검진자는 어떤 검사부터 시작하는 것이 좋은가?

a. 신장과 체중
b. 혈압
c. 심장, 폐, 복부
d. 체온

8. 머리에서 발끝까지 하는 검진 과정에서 흉부부터 검진을 시작하게 되는 연령대는?

a. 영아 b. 미취학 아동
c. 학령기 아동 d. 청소년

9. 대상자의 귀를 시진할 때, 검진자는 어떤 검이경을 선택하는가?

a. 짧고 넓은 것
b. 유아용 가장 좁은 것
c. 성인용 가장 긴 것
d. 꼭 맞는 가장 큰 것

10. 건강사정 시 어떤 기법이 가장 먼저 쓰이는가?

a. 촉진 b. 시진
c. 타진 d. 청진

11. 대상자의 복부를 촉진하기 위해 간호사는 어떻게 진행시켜야 하나?

a. '압통'이 있는 부위는 통증을 유발할 수 있기 때문에 촉진을 피한다.
b. 대상자가 겪을 수 있는 어떠한 불편감도 피하기 위해 압통이 있는 부위는 빠르게 촉진한다.
c. 심부촉진으로 사정하기 시작해서, 대상자를 이완시키고 심호흡을 격려한다.
d. 표면 특성을 확인하기 위해 가벼운 촉진으로 사정하기 시작해서 대상자가 촉진에 익숙해지게 한다.

CHAPTER

04

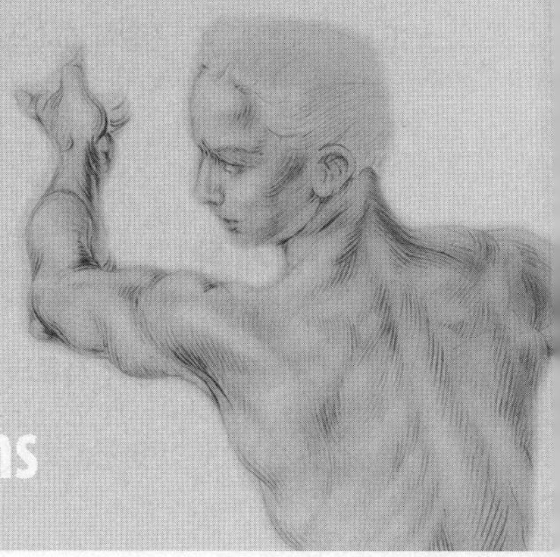

전반적 조사, 신체계측, 활력징후

General Survey, Measurement, and Vital Signs

학습목표

1. 전반적 조사를 위한 자료 수집 방법에 대해 학습한다.

2. 신장, 체중과 활력징후를 측정하는 방법에 대해 학습한다.

3. 사정 결과를 적절한 용어를 사용하여 정확히 기록할 수 있다.

학습내용

Jarvis, *Physical Examination and Health Assessment*, 8th ed., Chapter 9 & 10, pp.125~160.

Cottrell, D. B., & Williams, J. (2016). Eating disorders in men. Nurse Pract, 41(9): 49~56.

Jungquist, C. R., Smith, K., Wiltse Nicely, K. L. et al. (2017). Monitoring hospitalized adult patients for opioid-induced sedation and respiratory depression. Am J Nurs, 117(3), S27~S35.

임경춘 외(2020), 건강사정 8판, Chapter 6 & 7, pp.67~94.

용어

참고문헌의 내용을 학습한 후 다음 용어를 공부한다. 단어에 대한 오른쪽의 정의와 정확한 개념을 크게 말한다.

- **Auscultatory gap(청진 간극):** 혈압을 청진 시, 코로트코프음(Korotkoff's sounds)이 사라질 때 잠시의 간극; 고혈압일 때 일반적으로 나타남
- **Bradycardia(서맥):** 성인의 심박수가 분당 50~60회 미만
- **Sphygmomanometer(혈압계):** 동맥 혈압을 잴 때의 도구
- **Stroke volume(심박출량):** 각 심장박동 때마다 심장에서 방출되는 혈액량
- **Tachycardia(빈맥):** 성인의 심박수가 분당 100회 이상

학습지침

참고문헌과 시청각 자료의 내용을 학습한 후 다음 질문에 답하시오.

1. 신체적 외양, 체격, 움직임, 행위 등 전반적 조사의 4가지 영역에서 고려해야 할 중요한 정보를 나열하시오.

2. 정상적인 자세와 체형에 대해 설명하시오.

3. 정상적인 걸음걸이의 양상에 대해 기술하시오.

4. 다음과 같은 다양한 상태의 임상양상에 대해 기술하시오.

왜소증 ______________________________

거인증 ______________________________

말단비대증 ______________________________

연골발육부전성 왜소증 ______________________________

마르팡증후군 ______________________________

내인성 비만(쿠싱증후군) ______________________________

신경성 식욕부진 ______________________________

5. 신장이 177cm인 중간 체형 남성인 경우와 신장이 162cm인 중간 체형 여성인 경우에서 정상 체중의 범주를 쓰시오.

남성 ____________________kg, 여성 ____________________kg

6. 연속적으로 체중을 잴 때, 하루 중 몇 시에 체중을 재도록 교육해야 하는가?

7. 70~80세 노인의 신장과 체중 분포는 어떠한 변화를 보이는가?

8. 고막체온계에 대해 설명하고, 다른 온도측정 도구사용과 비교하시오.

9. 맥박을 잴 때, 고려해야 할 3가지 특정사항을 설명하시오.

10. 정상 호흡의 특징과 호흡수를 재는 알맞은 방법을 연관시켜 설명하시오.

11. 혈압, 수축기압, 이완기압, 맥압, 평균 동맥압을 정의하고, 각 용어들 간의 관계를 설명하시오.

12. 혈압에 영향을 미치는 요인들을 나열하시오.

13. 부적절한 크기의 혈압계 커프와 그에 따른 결과를 연관시켜 설명하시오.

14. 혈압을 잴 때 1기, 4기 및 5기 코로트코프음(Korotkoff's sounds)의 의미를 설명하시오.

15. 20세의 건강한 성인의 구강 체온, 맥박, 호흡수, 혈압의 범주를 제시하시오.

학습문제

1. 전반적인 조사를 하는 동안 고려해야 할 4가지 영역은?

a. 민족성, 성별, 연령, 사회경제적 상태

b. 신체적 외모, 성별, 민족성, 태도

c. 복장, 태도, 비언어적 행위, 기동성

d. 신체적 외모, 체격, 움직임, 행위

2. 전반적인 검사의 한 영역을 수행하는 동안, 걸음걸이를 사정한다. 걸을 때 보폭은 보통 어느 정도인가?

a. 대상자의 키에 따라 다양하다.

b. 팔 길이와 같다.

c. 어깨너비만큼 넓게 한다.

d. 대상자 신장의 1/2이다.

3. 18개월의 유아가 건강검진 센터에 왔다. 신장을 재기 위한 방법은 무엇인가?

a. 줄자를 사용한다.

b. 수평의 키 재는 판을 사용한다.

c. 직립형 눈금자 위에 올라서게 한다.

d. 키를 가늠하기 위해서 팔 길이를 잰다.

4. 38주된 임산부가 태아곤란증후군(fetal distress)으로 제왕절개 분만을 하였다. 신생아는 2.8kg이었다. 이 체중은 어떠한가?

a. 임신주수에 적당하다.

b. 주수에 비해 미달이다.

c. 임신주수에 비해 과도하다.

d. 이 자료로 결정할 수 없다.

5. 80~90대에 신체적 변화가 일어난다. 신장과 체중은 어떻게 변하는가?

a. 둘 다 증가한다.

b. 체중은 증가, 신장은 감소한다.

c. 둘 다 감소한다.

d. 둘 다 70세 때와 비슷하다.

6. 최초 가정방문 때 대상자의 체온이 36.3℃였다. 이 체온은 어떠한가?

a. 대상자의 연령을 모르면 평가할 수 없다.

b. 정상보다 낮다(저체온증이다).

c. 중심 체온을 가장 잘 반영하는 직장 체온으로 다시 재야 한다.

d. 다음번 방문했을 때에 재사정해서 결론을 내려야 한다.

7. 대상자의 맥박을 정확하게 사정하는 방법을 가장 잘 기술한 것은?

a. 맥박이 규칙적이면 15초간 측정한다.

b. 0부터 세기 시작해서 30초간 측정한다.

c. 모든 경우에 30초간 세고 2를 곱한다.

d. 0부터 세기 시작해서 1분간 측정한다.

8. 대상자의 맥박을 잰 후, 검사자가 '정상'이라고 판정하였다. 어떻게 기록하는가?

a. 3+　　b. 2+

c. 1+　　d. 0

9. 대상자의 호흡수를 정확하게 사정하는 방법을 가장 잘 묘사한 것은?

a. 맥박을 재기 전 1분간 측정한다.

b. 15초간 센 다음 4를 곱한다.

c. 대상자에게 현재의 사정 단계에 대해 설명 한 다음 측정한다.

d. 맥박을 측정한 다음 30초간 측정한다.

10. 맥압에 대해 바르게 설명한 것은?

a. 이완기압의 차이이다.

b. 혈액의 점도를 반영한 것이다.

c. '수축기압'을 다른 말로 표현한 것이다.

d. 혈관 수축을 측정하는 것이다.

11. 검진자가 대동맥의 협착상태를 사정하려고 한다. 협착이 있는 대상자의 대퇴동맥 혈압에 대해 설명한 것은?

a. 팔보다 높을 것이다.

b. 팔과 같을 것이다.

c. 지속적인 연관이 없다. 결과는 개인마다 매우 다르다.

d. 팔보다 낮을 것이다.

12. 평균 동맥압을 설명한 것은?

a. 수축기압과 이완기압을 계산한 값이다.

b. 수축기 동안 혈액이 방류되는 힘이다.

c. 이완기압에 맥압의 1/3을 더한 것이다.

d. 코로트코프 3기 음과 관련된다.

13. 혈압커프 크기를 대상자의 나이가 아닌, 팔과 모양에 맞추어야 하는 중요한 이유는?

a. 너무 좁은 커프를 사용하면 혈압이 높게 측정되는 오류가 생긴다.

b. 너무 넓은 커프를 사용하면 혈압이 낮게 측정되는 오류가 생긴다.

c. 너무 좁은 커프를 사용하면 혈압이 낮게 측정되는 오류가 생긴다.

d. 너무 넓은 커프를 사용하면 혈압이 높게 측정되는 오류가 생긴다.

14. "지난 주부터 시작된 실신 에피소드"를 주소로 내원한 대상자에게 어떻게 검진을 진행해야 하나?

a. 양쪽 팔과 대퇴부에서 혈압을 잰다.

b. 대상자에게 몇 걸음을 걸어보게 한 후 혈압을 잰다.

c. 누워서, 앉아서, 서 있는 자세에서의 혈압을 기록한다.

d. 눕고 앉은 자세에서의 혈압을 기록하며, 평균혈압을 얻기 위해 이 숫자들의 평균을 사용한다.

15. 노인의 활력징후에 대한 설명 중 옳은 것은?

a. 맥박은 혈관 경직 때문에 촉진하기 더 어렵다.

b. 호흡수가 증가하고 흡기가 더 얕아질 수 있다.

c. 맥압 감소는 수축기와 이완기 혈압의 변화로 인해 일어난다.

d. 체온조절기전의 변화로 노인에서 열이 더 잘 발생하는 경향을 보인다.

실습

전반적 조사, 신체계측, 활력징후에 대해 알고, 실습할 준비가 되었다. 실습목적은 실습실에서 동료에게 전반적인 조사에 대해 기술하고 관찰하며 다음에 설명하는 것들을 알기 위해서이다.

실습목적

1. 전반적인 조사의 중요한 특징을 기술하고 관찰한다.
2. 신장과 체중을 측정하고, 결과가 정상 범위인지 판단한다.
3. 활력징후 자료를 수집한다.
4. 신체검진 자료를 정확하게 기록한다.

지침

적당한 조명과 탁자, 홑이불과 전반적인 신체검진을 영역별로 준비한다. 신체검진 전 과정에서 필요한 모든 도구를 준비하고 도구의 사용법을 확인한다. 오늘 하루 동안 모든 도구를 다 사용하지는 않겠지만, 학기 중에 다 사용하게 되므로 지금 확인한다.

동료의 신장과 체중, 활력징후를 측정하고, 전반적인 조사를 통해 자료 수집하는 단계를 연습한다. 자료를 주어진 양식에 기록한다. 기록지의 첫 번째 영역은 실제 조사표와 유사하다. 전반적인 조사에는 계산하여 기록한 것도 포함된다. 기록지의 아래쪽에는 문장을 기록할 때의 지침이 적혀 있다. 이 문장은 전체적인 신체검진을 기록할 때의 개론이 될 주제이다.

실습활동 – 전반적 조사, 신체계측, 활력징후

대상자 이름 ______________ 나이 ________ 성별 ________ 직업(과거/현재) ______________________

검진자 이름 ______________ 검진일시 ____

신체검진

A. 전반적인 조사

1. 신체외양

나이 ____

성별: 남 ______________ 여 ______________ 기타 ______________________________

피부색 ____

얼굴 생김새 ____

의식수준: alert ________ lethargic ________ obtunded ________ stuporous ________ Comatose ________

GALSGOW COMA SCALE

운동 반응(Motor response)	6 5 4 3 2 1
언어 반응(Verbal response)	5 4 3 2 1
눈뜨기 반응(Eye opening)	4 3 2 1

Total ______________점

2. 신체구조

성장 ____

영양상태 ____

대칭성 ____

체격 ____

자세 ____

체형, 윤곽 ____

신체기형 ____

3. 움직임

걸음걸이 ______________________________

관절운동범위 ______________________________

4. 행위

얼굴표정 ______________________________

정서와 기분 ______________________________

말하기 ______________________________

옷차림 ______________________________

개인위생 ______________________________

B. 측정

1. 키 ______________________ cm

2. 체중 ______________________ kg

3. 신체질량지수 ______________________

4. 허리둘레 ______________________

C. 활력징후

1. 체온 ______________________ ℃

2. 맥박 ______________ 회/분 **리듬** ______________ **강도** ______________

3. 호흡 ______________ 회/분

4. 혈압 ______________ (오른팔: ______________ 왼팔: ______________)

요약

(전반적 조사 결과를 키, 체중, 활력징후를 포함하여 요약 기술한다. 이 결과는 신체검진의 시작을 의미한다.)

CHAPTER

05

통증
Pain

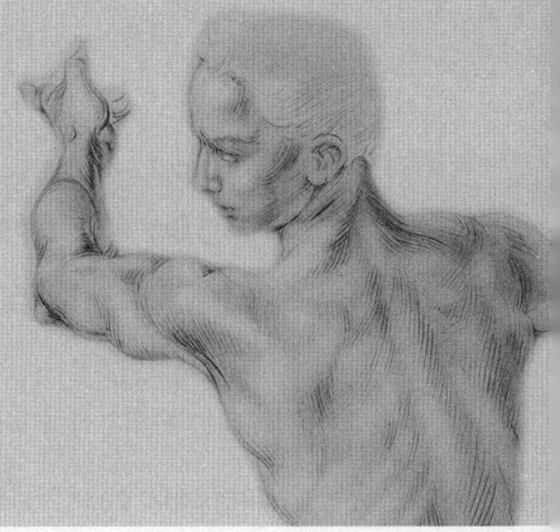

학습목표

1. 통증 경로의 구조와 기능에 대해 학습한다.
2. 통증을 감지하는 과정을 이해한다.
3. 통증사정 방법과 이론적 근거를 이해한다.
4. 사정 결과를 적절한 용어를 사용하며 정확히 기록할 수 있다.

학습내용

Jarvis, *Physical Examination and Health Assessment*, 8th ed., Chapter 11, pp.161~178.

Jungquist, C. R., Vallerand, A. H., Sicoutrist, C., et al. (2017). Assessing and managing acute pain: A call to action. *Am J Nurs, 117*(3), S4~S11.

Robinson-Lane, S. G., & Booker, S. Q. (2017). Culturally responsive pain management for Black older adults. *J Gerontol Nurs, 43*(8), 33~41.

임경춘 외(2020), 건강사정 8판, Chapter 8, pp.95~111.

용어

참고문헌의 내용을 학습한 후 다음 용어를 공부한다. 단어에 대한 오른쪽의 정의와 정확한 개념을 크게 말한다.

- **Acute pain(급성 통증):** 단기간, 예측가능한 경로로 발생; 손상이 치유되면 멈춤
- **Allodynia(무해자극 통증, 이질 통증):** 정상적으로는 통증을 유발하지 않는 무해한 자극(예: 옷감) 혹은 온도 자극에도 반응하는 통증
- **Breakthrough pain(돌발성 통증):** 다음 일정의 진통제가 투여되기 전에 다시 시작되거나 가속화되는 통증. 암환자에서 기저통증이 잘 조절되고 있음에도 불구하고, 조절 범위를 넘어서는 심각한 통증이 발생하는 상황

- **Chronic (persistent) pain(만성적이고 지속적인 통증):** 처음 손상 이후 6개월 혹은 그 이상 지속되는 통증
- **Cutaneous pain(표재성 통증):** 피부 표면이나 피하 조직에서 기인하는 통증
- **Modulation(변조):** 뇌간의 신경원이 통증 자극(pain impulse)을 차단하는 신경전달물질을 방출하여 통증 전달이 억제되는 유해자극성 통증의 마지막 단계
- **Neuropathic pain(신경병증성 통증):** 비정상적인 통증 전달 과정; 자연적으로 불타는 듯한, 찌르는 듯한 통증
- **Nociception(유해 자극성 통증):** 유해한 자극이 통증으로 인지되는 과정
- **Nociceptors(유해자극수용체):** 아픈 감각을 감지하는 특성화된 신경 말단
- **Pain(통증):** "실질적이거나 잠재적인 조직 손상과 함께 수반되는 불쾌한 감각과 정서적인 경험 또는 그러한 손상과 관련된 용어로 정의된다. 통증은 언제나 주관적이다"(미국통증협회).
- **Perception(지각):** 고통스런 감정을 의식적으로 알아차림
- **Referred pain(방사통):** 특정 부위에서 통증이 느껴지지만 원인은 다른 곳에서 기인함
- **Somatic pain(체성 통증):** 근육, 뼈, 관절, 건 또는 혈관에 기인하는 통증
- **Transduction(전환):** 자극원이 활동전압으로 바뀜에 따라 통증을 느끼게 되는 유해자극성 통증의 첫 번째 단계
- **Transmission(전달):** 통증 자극이 척수에서 뇌로 이동면서 통증을 느끼게 되는 유해자극성 통증의 두 번째 단계
- **Visceral pain(내장성 통증):** 담낭이나 위와 같은 내부 장기에서 기인하는 통증

학습지침

참고문헌과 시청각 자료의 내용을 학습한 후 다음 질문에 답하시오.

1. 4가지 경우의 통증 감지 과정을 설명하시오.

전환 ____________________

전달 ____________________

지각 ____________________

변조 ____________________

2. 유해자극성 통증과 신경병적 통증 간의 차이점을 설명하시오.

3. 통증의 다양한 원인을 나열하시오.

4. 급성과 만성 통증은 어떻게 다른지에 대해 비언어적인 행동 측면에서 설명하시오.

5. 통증을 나타내는 가장 신뢰할 만한 지표를 기술하시오.

6. PQRST는 무엇을 나타내며, 통증 사정에 어떻게 사용될 수 있는가?

7. 통증을 나타내는 신체검진 소견을 기술하시오.

비판적 사고 연습

1. 노인에게 통증을 더 심하게 하는 상황은 무엇인가?

2. 복부 통증을 호소하는 대상자의 검진은 어떻게 달라야 하는가?

3. 치매가 있는 대상자의 통증사정 방법은 무엇인가?

4. 누군가가 영아는 통증을 기억하지 못하고, 통증으로 인한 손상을 받기에는 너무 어리다고 말한다면 무엇이라고 대답하겠는가?

5. 알츠하이머병을 앓고 있는 사람은 통증을 느끼지 못하므로 진통제가 필요 없다고 말하는 동료에게 무엇이라고 대답하겠는가?

※ 다음 그림에 있는 빈칸를 채우시오.

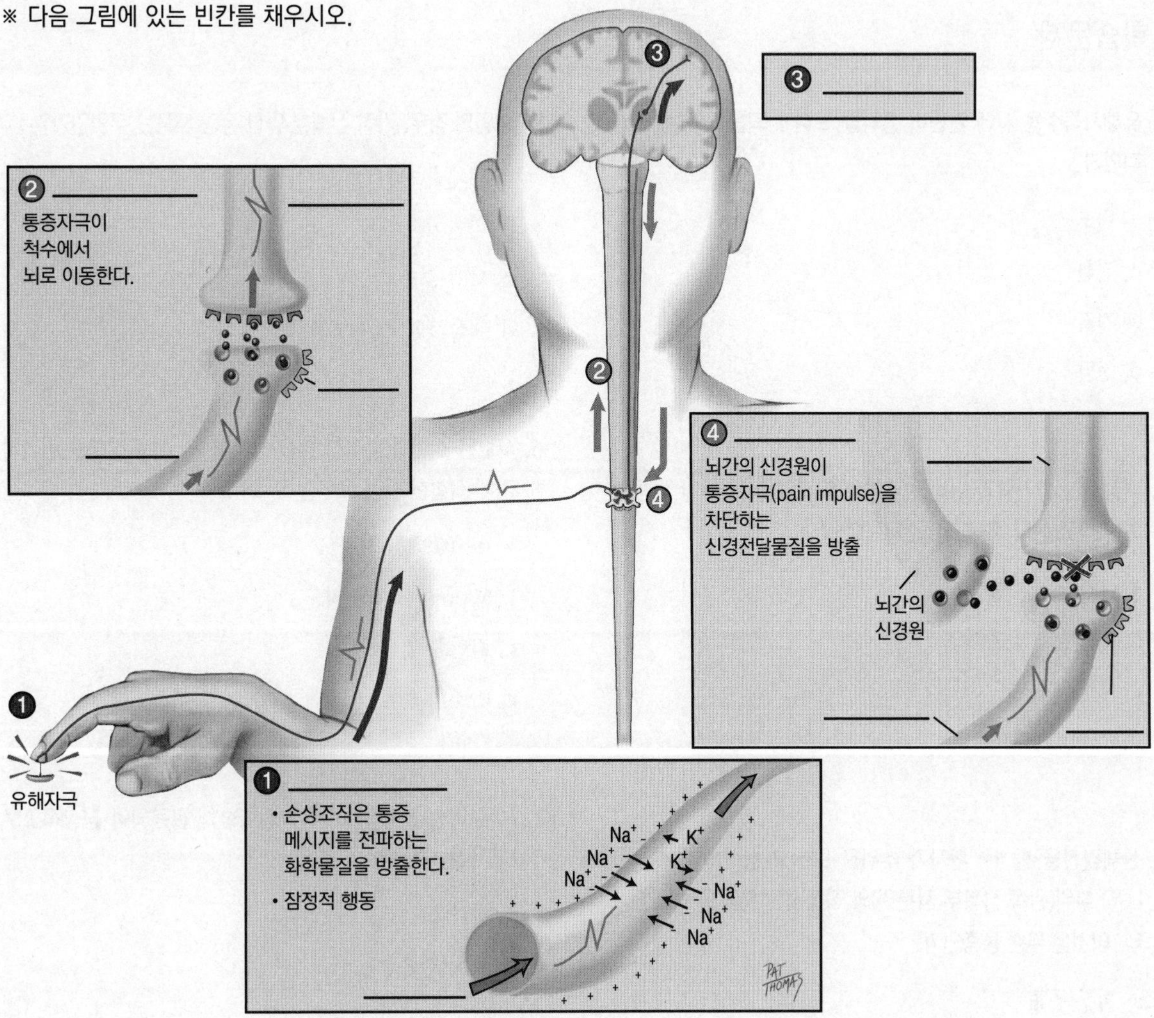

❶ ______

손상된 세포가 통증 정보를 전달하는 화학물질을 방출함
활동전위가 구심성 섬유를 따라 척수로 전해짐

❷ ______

통증 자극은 척수에서 뇌로 이동되어 전달됨

❸ ______

❹ ______

뇌간에서 나온 뉴런은 통증 자극을 차단하는 신경전달물질을 방출함

학습문제

1. 유해자극수용 시에 개인이 통각을 느끼게 되는 단계는 어디인가?

a. 변조

b. 전환

c. 지각

d. 전달

2. 대상자가 발가락과 발바닥 주변이 따갑고 타는 듯한 통증이 있다고 한다. 이 증상들은 무엇인가?

a. 유해자극성 통증

b. 신경병증성 통증

c. 내장성 통증

d. 근육성 통증

3. 신체검진을 할 때, 환자가 추위를 느끼고 창백하며 복부 LUQ 부위(왼쪽 상복부 사분위)의 직접적인 통증을 호소한다. 이것은 무슨 통증인가?

a. 피부 통증

b. 체성 통증

c. 내장성 통증

d. 심인성 통증

4. 조산아를 돌볼 때 주의해야 할 점은 무엇인가?

a. 임신 15주차에 금지되는 신경전달물질이 있다.

b. 태아는 통증을 느낄 능력이 부족하다.

c. 반복적으로 피를 뽑으면 장기적인 결과가 최소한도로 나타난다.

d. 조산아는 통증 자극에 더욱 민감하다.

5. 성인의 경우, 가장 신뢰할 만한 통증 지표는 무엇인가?

a. 신체적 기능 정도

b. 비언어적 행동

c. MRI 결과

d. 대상자의 자가 보고

6. 4세 된 소년의 부러진 팔을 검사할 때, 통증 상태를 평가하기에 적합한 사정 도구를 고르시오.

a. 0~10의 눈금 척도

b. Wong-Baker 척도

c. 간단한 기술 척도

d. 0~5의 눈금 척도

7. 80세 여성 노인의 하지에서 노화와 관련되어 정상적으로 나타나는 것은?

a. 마찰음

b. 관절 부종

c. 양쪽 하지의 근력 감소

d. 한쪽 근육의 위축

8. 대상자가 초기 검진 후에 복부의 급성 통증을 호소할 때, 검진자는 어떻게 진행을 해야 하나?

a. 진단 검사를 마칠 때까지는 진통제를 보류한다.

b. 처방에 따라 진통제를 투여한다.

c. 통증이 가라앉을 때까지 진통제를 보류한다.

d. 어떤 형태의 통증인지 명확히 한 후, 결정에 따라 진행한다.

9. 수술을 받은 후 노인에서, 급성 통증을 잘 관리하지 못하여 빠질 수 있는 고위험은 무엇인가?

a. 무기폐

b. 심근 산소 요구량 증가

c. 상처 치료 장애

d. 위의 세 가지 모두

10. 30세 여성이 5개월 전의 교통사고로 인한 외상과 관련하여 오른쪽 팔에 심하고 지속되는 통증을 호소한다. 또한 팔을 살짝 건드리거나 옷에 스치기만 해도 통증이 더욱 악화된다고 말한다. 이는 무엇인가?

a. 방사 통증

b. 심인성 통증

c. 복합 국소 통증 I

d. 피부 통증

11. 'CRIES'는 어떤 대상자에게 적절한 통증사정 도구인가?

a. 인지능력이 손상된 노인

b. 2~8세의 아이들

c. 영아

d. 조산아와 생후 1개월 이내의 신생아

12. 인지장애가 있는 노인에서 통증 문제가 예견되는 병력은 무엇인가?

a. 변비

b. 말초혈관질환

c. 만성폐쇄성폐질환

d. 파킨슨병

13. 노인에서 통증이 있을 때 고려해야 할 사항은?

a. 정상적인 퇴행 과정

b. 조금 적은 정도(degree)로 인식

c. 예측되는 결과

d. 노화과정과 관련되지는 않음

14. 통증과 함께 나타나는 생리적 변화로 흔한 것은?

a. 다뇨

b. 과다호흡

c. 과다한 장운동

d. 빈맥

15. 대상자가 진통제를 요구하며 9/10의 강도라고 표현한다. 그러나 대상자는 기분이 들떠 있으며 웃고 있다. 검진자는 어떻게 진행해야 하나?

a. 완전한 전체 신체검진을 한다.

b. 환자의 자세를 바꾸어주나, 행동에 근거하여 진통제 투여를 보류한다.

c. 건강제공자에게 전화하여 물질남용 자문을 제안한다.

d. 치료적인 의사소통기법을 사용하여 환자의 통증 정도와 만성 통증력을 조사한다.

실습

통증사정을 실습할 준비가 되었다. 실습의 목적은 실습실에서 동료에게 혹은 임상세팅에서 대상자에게 검진을 연습하고, 다음을 성취하기 위함이다.

실습목적

1. 환자의 객관적인 통증 지표와 주관적인 통증 지표를 활용하여 통증을 평가한다.
2. 적어도 1명의 환자 통증을 평가하기 위해 얼굴 통증 척도-수정본을 활용한다.
3. 적어도 1명의 환자 통증을 평가하기 위해 간이통증조사지를 사용한다.
4. 적어도 1명의 환자 통증을 평가하기 위해 숫자형 통증 척도(0-10)를 사용한다.

지침

최소 한명의 환자 통증을 측정하기 위해 얼굴 통증 척도-수정본, 간이통증조사지, 숫자형 통증 척도를 사용한다. 가능하다면, 각각의 측정 도구를 사용하는 방법을 확실히 이해하기 위해 많은 환자에게 각 방법을 사용한다. 학생들과 함께 발견한 내용을 토론한다.

얼굴 통증 척도-수정본(FPS-R)

다음 설명에서 '아프다' 또는 '통증'이라는 말 중 어느 쪽이든 해당 환자에게 적합하다고 생각되는 단어를 사용하십시오.
"이 얼굴들은 [환자의 이름](이)의 몸이 얼마나 아픈지를 보여주는 거예요. 이 얼굴은 [가장 왼쪽에 있는 얼굴을 가리키며] 아프지 않은 것을 보여주는 거예요. 얼굴들이 [왼쪽부터 오른쪽까지 각 얼굴을 가리키며] 점점 더 아픈 것을 보여주고 있어요. [가장 오른쪽 얼굴을 가리키며] 아주 많이 아픈 것을 보여주는 거예요. [환자의 이름](이)가 [지금 이 순간] 얼마나 아픈지 보여주는 얼굴을 여기에서 가리켜 보세요."

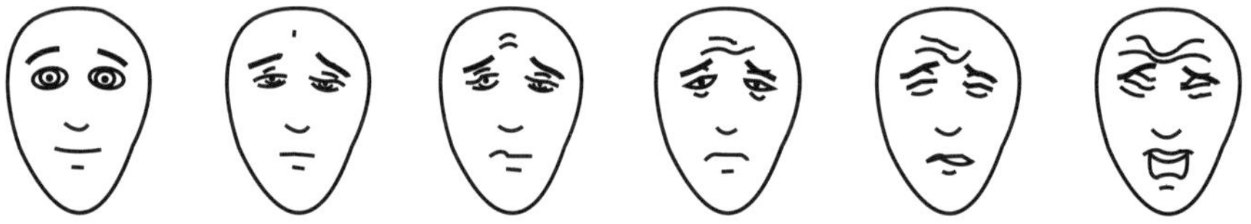

선택한 얼굴의 점수를 왼쪽에서 오른쪽 순서로 0, 2, 4, 6, 8, 또는 10으로 매기십시오. 점수가 나타내는 바는 다음과 같습니다: "0" = "아프지 않음", "10" = "아주 많이 아픔", "행복하다", "슬프다"와 같은 단어를 사용하지 마십시오. 이 척도는 환자의 얼굴 표정이 어떤지 측정하기 위한 것이 아닌, 환자가 내면에서 어떻게 느끼는지 측정하기 위한 것입니다.

자료출처: Hicks CL, von Baeyer CL, Spafford P, van Korlaar I, Goodenough B. The Faces Pain Scale-Revised: Toward a common metric in pediatric pain measurement. Pain 2001;93:173-183. Bieri D, Reeve R, Champion GD, Addicoat L, Ziegler J. The Faces Pain Scale for the self-assessment of the severity of pain experienced by children: Development, initial validation and preliminary investigation for ratio scale properties. Pain 1990;41:139-150.

From Hicks, C. L., von Baeyer, C. L., Spafford, P. A., et al. (2001). The Faces Pain Scale—Revised: toward a common metric in pediatric pain measurement. Pain, 93, 173-183. © 2001, International Association for the Study of Pain (IASP).

한국형 간이통증조사지(Brief Pain Inventory, BPI-K)

간편 통증사정

날짜: ____/____/____ 시간: ____________

이름: ________________________________

성 이름

1. 살아가면서 대부분의 사람들은 때때로 경미한 두통, 염좌(sprain)로 인한 통증, 치통 등의 통증을 경험하는데, 당신은 이와는 다른 통증이 최근에 있습니까?
   1. 예 2. 아니오

2. 통증을 느끼는 부위에 검게 표시하시오. 그리고 가장 심한 부위에 X를 표하시오.

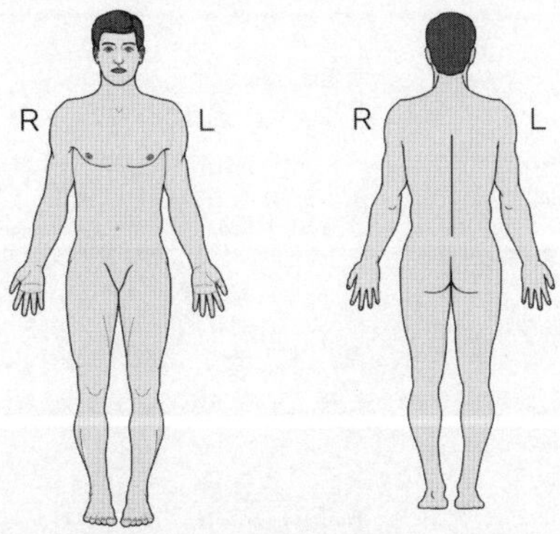

3. 지난 24시간 동안에 **가장 심한** 통증이 어느 정도인지 가장 적절한 번호에 O표하시오.

0	1	2	3	4	5	6	7	8	9	10
통증 없음										가장 심한 통증

4. 지난 24시간 동안에 **가장 약할** 때의 통증이 어느 정도인지 가장 적절한 번호에 O표하시오.

0	1	2	3	4	5	6	7	8	9	10
통증 없음										가장 심한 통증

5. **평균적으로** 통증이 어느 정도인지 가장 적절한 번호에 O표하시오.

0	1	2	3	4	5	6	7	8	9	10
통증 없음										가장 심한 통증

6. **지금 현재**의 통증이 어느 정도인지 가장 적절한 번호에 O표하시오.

0	1	2	3	4	5	6	7	8	9	10
통증 없음										가장 심한 통증

7. 통증에 대하여 어떤 치료나 투약을 받았습니까?

____

____

8. 지난 24시간 동안에 통증에 대한 치료나 투약으로 얼마나 **완화**되었습니까? 어느 정도인지 가장 적절한 %에 O표하시오.

0%	10	20	30	40	50	60	70	80	90	100%
완화 안됨										완전히 완화됨

9. 지난 24시간 동안에 통증으로 인하여 어느, 정도로 **방해**를 받았는지 적절한 번호에 O표하시오.

A: 일반적인 활동(general activity)

0	1	2	3	4	5	6	7	8	9	10
방해 받지 않음										완전히 방해함

B: 기분(mood)

0	1	2	3	4	5	6	7	8	9	10
방해 받지 않음										완전히 방해함

C: 보행능력(walking ability)

0	1	2	3	4	5	6	7	8	9	10
방해 받지 않음										완전히 방해함

D: 통상 업무(normal work: 집안 일과 집밖의 일 모두)

0	1	2	3	4	5	6	7	8	9	10
방해 받지 않음										완전히 방해함

E: 다른사람들과의 관계(relations with other people)

0	1	2	3	4	5	6	7	8	9	10
방해 받지 않음										완전히 방해함

F: 수면(sleep)

0	1	2	3	4	5	6	7	8	9	10
방해 받지 않음										완전히 방해함

G: 오락(enjoyment of life)

0	1	2	3	4	5	6	7	8	9	10
방해 받지 않음										완전히 방해함

출처: 간이통증조사지(축소판) https://www.pspexchangebc.ca/pluginfile.php/1927/mod_resource/content/1/Pain_004.5_Brief_Pain_Inventory_Korean_PH.pdf

CHAPTER

06

영양
Nutrition

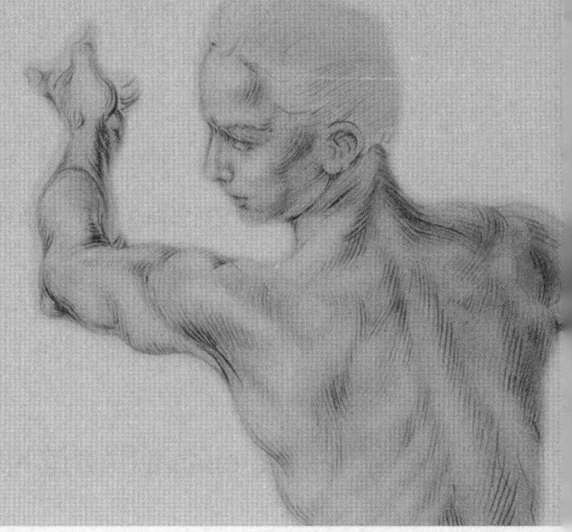

학습목표

1. 식이 섭취와 개개인의 영양상태 사정을 포함한 영양사정 요소에 대해 학습한다.
2. 손상된 영양상태 발생, 특성 및 범위(영양불량에서 영양과잉까지)에 대해 규명한다.
3. 사정 결과를 적절한 용어를 사용하여 정확히 기록할 수 있다.

학습내용

Jarvis, *Physical Examination and Health Assessment,* 8th ed., Chapter 12, pp.179~195.

Mangels, A. R. (2018). Malnutrition in older adults: An evidence-based review of risk factors, assessment, and intervention. *A J Nurs, 118*(3): 34~42.

임경춘 외(2020), 건강사정 8판, Chapter 9, pp.113~124.

용어

참고문헌의 내용을 학습한 후 다음 용어를 공부한다. 단어에 대한 오른쪽의 정의와 정확한 개념을 크게 말한다.

- **Android obesity(남성형 비만):** 엉덩이나 허벅지와 비교하여 복부 내와 상체에 집중되어 분포하는 체지방이 과다한 상태
- **Anergy(면역결핍):** 피부 내 항원 침투에 대해 면역반응이 없거나 부족함
- **Anthropometry(신체계측):** 신장, 체중, 둘레, 피부두께 등의 신체 측정
- **Body mass index(신체질량지수):** kg으로 나타낸 체중을 m로 나타낸 신장의 제곱으로 나눈 것(체중/신장^2); 그 값이 30 이상이면 비만; 18.5 이하이면 영양불량

- **Creatinine-height index(CHI, 크레아티닌 신장 지수)**: 신체 단백질 상태를 사정하는 지수 혹은 비율
- **Diet history(식이력)**: 24시간 회상, 식사 빈도 질문지, 식사 일지, 유사한 방법들을 통해 얻을 수 있는 식이섭취의 자세한 기록
- **Gynoid obesity(여성형 비만)**: 엉덩이와 허벅지에 집중되는 체지방 과다 현상
- **Kwashiorkor(콰시오커, 단백질 결핍증)**: 부종, 성장 불량, 근육 소모 등이 특징인 단백질 결핍
- **Malnutrition(영양부족)**: 모든 종류의 영양불량을 의미할 수 있지만, 대개 오랜 기간에 걸친 영양부족이나 과다를 말함
- **Marasmic kwashiorkor(소모 단백질 결핍증)**: 만성적인 열량 부족과 만성 또는 급성 단백질 결핍의 혼합
- **Marasmus(소모증)**: 열량과 단백질의 결핍으로 인해 체중, 골격근, 지방 조직의 소실이 의미 있게 나타남. 그러나 혈청 단백질 농도는 상대적으로 손상되지 않음
- **Mid-arm muscle area(MAMA, 팔 중간부위 근육 넓이)**: MAC나 MAMC보다 마른 신체를 더 정확하게 나타내는 지표
- **Mid-upper arm circumference(MAC, 상완 중간부위 둘레)**: 제지방과 지방 저장량의 지표
- **Mid-upper arm muscle circumference(MAMC, 상완 중간부위 근육둘레)**: 상완 삼두박근 피부두께와 상완 중간둘레로부터 계산된 제지방 지표
- **Nitrogen balance(질소 균형)**: 신체에서 소실되는 질소와 섭취되는 질소가 같은 상태: 건강한 성인에게서 기대되는 상태
- **Nutritional monitoring(영양 감시)**: 식이나 영양상태 사정으로 인구의 식이나 영양상태 변화를 찾아낼 목적으로 가끔 실시함
- **Nutritional screening(영양 선별검사)**: 영양상태가 위험하거나 문제가 있는 개개인을 선별하기 위해 사용되는 절차
- **Obesity(비만)**: 과다한 체지방 축적, 일반적으로 표준 체중의 20%보다 높은 경우를 말함
- **Protein calorie malnutrition(PCM, 단백질 열량 영양실조)**: 단백질과 열량 소비가 부적절하여 점진적인 신체 손실과 감염에 대한 감수성이 증가하는 상태
- **Recommended daily allowance(RDA, 일일권장량)**: 모든 건강한 사람의 실질적인 영양요구를 충족시키기에 적합한 필수 영양소 섭취 정도
- **Skinfold thickness(피부두께)**: 신체의 다양한 곳을 측정기(caliper)로 측정한 피부와 피하조직의 두께
- **Waist-to-hip ratio(WHR, 허리 엉덩이 비율)**: 엉덩이나 둔부의 둘레로 허리나 복부둘레를 나눈 것; 지방 분포 사정법

학습지침

참고문헌과 시청각 자료의 내용을 학습한 후 다음 질문에 답하시오.

1. '영양상태'가 무엇인지 정의하시오.

2. 생애주기와 관련하여 다양한 발달 단계에 따른 특별한 영양요구에 대해 기술하시오.

3. 개인의 식이섭취에 문화적 전통과 가치관이 미치는 영향에 대해 기술하시오.

4. 24시간 섭취 회상법을 사용할 때, 일어날 수 있는 4가지 오류를 설명하시오.

5. 각 형태의 영양실조로 인한 임상적 변화를 설명하시오.

비만 ____________________

소모증 ____________________

단백질 결핍증 ____________________

소모증/단백질 결핍증 혼합 ____________________

학습문제

1. 식이섭취와 영양요구량 간의 균형에 대해 설명한 것은?

a. 영양부족
b. 영양실조
c. 영양상태
d. 영양과다

2. 임신기간 동안 임부와 태아의 조직 합성을 지지하기 위해 얼마의 체중 증가가 필요한가?

a. 11~16kg
b. 13~18kg
c. 7~11kg
d. 임신했을 무렵 산모의 신체질량 지수에 따라 추천한다.

3. 다음 중 노화에 따른 정상적인 변화로 예측되는 것은 무엇인가?

a. 열량 요구량 증가
b. 신체 수분 비율 증가
c. 신장 감소
d. 가슴둘레 직경의 증가

4. 다음 중 영양 선별검사의 일부분으로서 얻어지는 자료는 무엇인가?

a. 체온, 맥박, 호흡
b. 혈압과 심리학적 가계도
c. 체중과 식이섭취력
d. 혈청 크레아티닌 수준

5. 24시간 식이회상법에 대한 설명으로 옳은 것은?

a. 소비된 열량의 신체계측 척도이다.
b. 지난 24시간 동안 먹은 모든 것에 대한 질문이나 인터뷰이다.
c. 식사 빈도에 대한 질문지와 같다.
d. 식사 기록의 형태이다.

6. 15세 된 민지는 학교보건실에 왔다. 인터뷰하는 동안 검진자는 아직 민지가 초경이 시작되지 않았음을 알 수 있었다. BMI는 17이었다. 의심할 사항은 무엇인가?

a. 영양 부족분
b. 음주
c. 흡연력
d. 혈당 상승 가능성

7. 연령이 높은 노인들은 영양상태 변화의 위험이 있다. 아래에 제시되는 경우 중 위험도가 가장 낮은 사람은 누구인가?

a. 혼자 사는 80세 미망인
b. 1주일에 5회 식사 프로그램을 가지고, 노인센터를 방문하는 65세 된 홀아비
c. 아들과 함께 사는 치아상태가 불량한 70세 노인
d. 교통수단을 가지고 있지 않은 73세 된 저소득층 부부

8. 검진자가 장기요양기관에 입원한 대상자의 초기 사정을 마쳤다. 이 대상자는 키를 재기 위해 설 수가 없다. 취할 수 있는 방법은 무엇인가?

a. 허리부터 엉덩이까지의 둘레를 잰다.
b. 신체질량지수를 가지고 추정한다.
c. 팔 길이를 잰다.
d. 상완 중간부위 근육둘레에서 골격근 비율을 추정한다.

9. 다음 중 영양상태의 위험을 나타내고 있는 결과는 무엇인가?

a. 신체질량지수 = 24kg/m^2

b. 혈청 알부민 = 2.5g/dL

c. 현재 체중 = 90kg

d. 신체질량지수 = 19kg/m^2

10. 성인에서 비만을 나타내는 신체질량지수 범주는 무엇인가?

a. 18.5~24.9kg/m^2 b. 25.0~29.9kg/m^2

c. 30.0~39.9kg/m^2 d. <18.5kg/m^2

11. 검진자가 영양사정 시 투약에 대한 질문을 해야 하는 이유는 무엇인가?

a. 약물 알레르기가 생기는 중요한 문제이므로

b. 많은 약물이 영양소와 상호작용하므로써 소화, 흡수, 대사, 활용 등을 저해하므로

c. 대상자들은 비타민이나 무기질 보충제에 대해 물어보면 논의할 준비가 되었으므로

d. 단백동화 스테로이드(anabolic steroid)의 사용은 근육 크기와 신체적 기능을 떨어뜨리므로

실습

이제 영양사정을 실습할 준비가 되었다. 실습목적은 실습실에서 동료에게 영양사정 단계를 연습하고 다음에 설명하는 것을 알기 위함이다.

실습목적

1. 영양실조가 진행되고 있는 위험한 상태를 규명한다.
2. 영양상태에 대한 문화적 영향을 인식한다.
3. 개개인의 영양상태를 사정하기 위해 신체계측과 임상 검사자료를 사용한다.
4. 건강검진 규정에 따른 영양사정을 한다.
5. 사정에서 알아낸 결과를 정확하게 기록한다.

지침

영양사정 기록지와 신체계측 도구를 준비한다. 실습실에서 동료에게 입원영양선별검사도구(Admission Nutrition Screening Tool) 단계를 연습한다. 이러한 연습은 건강력에 익숙해지고 체중 관련 자료에서 계산할 수 있게 한다. 대상자의 혈액 검사 자료를 다루지 못하더라도, 건강력과 신체검진 자료를 이용하여 건강한 성인의 임상적 진단을 내리기에는 충분하다. 주어진 양식을 이용하여 알아낸 정보를 기록한다.

다음으로는 '영양 건강 평가'의 노인들에 관련된 검사 사항에 해당하는 질문들을 공부한다. 노인의 영양 선별검사는 3단계이다. 영양 체크리스트는 노인이나 수발자에 의해 수행되며, 주요 위험요인과 불량한 영양 상태의 지표를 확인하게 된다. 위험 상태에 있다고 판명된 사람들은 1단계나 2단계 선별검사를 받아야 한다. 1단계 선별검사는 집으로 음식 배달받기, 장보기나 요리할 때 도움받기 혹은 영양 교육 등 예방 중재의 대상이 되어야 할 사람들을 가려내는 것이다. 1단계에서 체중, 신장, 식습관, 생활환경, 기능 상태 등의 자료를 수집한다. 2단계 선별검사는 골다공증, 단백질-열량 실조, 비만과 같은 일반적인 영양 불균형을 가려내는 것이다. 2단계에서 상세한 건강력, 신체검진, 신체계측, 임상 검사 등의 자료를 수집한다.

입원영양선별검사

키: ____________________ cm

체중: __________________ kg

신체질량지수(BMI, 체중/신장^2): _________________________

※ 신체질량지수와 관련된 항목과 최근 감소된 체중 항목이 대상자에게 해당되면 체크한다.

- ☐ 과거 6개월 동안 체중이 4.5kg 이상 감소되거나 증가됨
- ☐ BMI < 24
- ☐ BMI > 27

※ 상완중간둘레 수치를 0.1cm까지 정확하게 기록하고, 삼두근 피부두께를 2mm까지 정확하게 잰다.

상완 중간둘레(cm) ____________________________

삼두근 피부두께(mm) ____________________________

상완 중간근육둘레(cm) ____________________________

비고: 상완 근육둘레(cm) = 상완 중간둘레(cm) − {π x 삼두근 피부두께(mm) ÷ 10}
상완 근육둘레(cm) = 상완 중간둘레(cm) − {0.314 x 삼두근 피부두께(mm)}

영양 건강 평가

불량한 영양상태의 경고 징후는 종종 무시된다. 이 검사표를 사용해서 자신이나 주변 사람의 영양 위험상태를 알아본다.

아래의 문장을 읽어보고 해당되는 항목에 체크한다. 각 대답에 따라서 칸 안에 점수를 기록한 후 영양 점수를 합산한다.

항목	예
질병이 있거나 식사량과 식사형태를 변하게 만드는 상황이 있다.	2
하루에 두 끼니 이하로 먹는다.	3
과일, 야채, 유제품을 거의 먹지 않는다.	2
맥주, 술 또는 포도주를 거의 매일 3회 이상 마신다.	2
식사가 곤란할 정도로 치아 또는 구강에 문제가 있다.	2
언제나 필요한 음식물을 사기에 돈이 충분하지 않다.	4
대부분 혼자 식사한다.	1
매일 3가지 이상의 종류가 다른 처방된 약물이나 비처방 약물을 복용한다.	1
원하지 않았지만, 지난 6개월에 10pound(4.5kg)의 체중 감소 혹은 증가가 있었다.	2
시장을 보고 요리하며 식사하는 것이 신체적으로 항상 가능한 것은 아니다.	2
총 점	

합산한 영양상태 점수를 평가한다.

평가	
0~2점	좋은 영양상태
	6개월 안에 영양상태 점수를 다시 체크한다.
3~5점	중간 정도 위험한 영양상태
	식습관과 생활방식을 호전시키기 위해 할 수 있는 일을 알아본다. 노인 복지센터, 노인 영양 프로그램, 경로당, 양로원, 보건복지부 등에서 도움을 받을 수 있다. 3개월 이내에 영양상태를 다시 체크한다.
6점 이상	매우 위험한 영양상태
	의사나 영양사, 간호사, 다른 의료인이나 사회복지사를 만날 때 이 검사표를 지참한다. 그들에게 자신의 영양문제를 상담하고, 영양상태를 호전시키기 위한 도움을 구한다.

*경고와 징후는 위험을 알리기는 하지만, 그 상황에 대한 진단은 아님을 기억한다.

These material developed and distributed by the Nutrition Screening Initiative, a project of: American Academy of Family Physicians, The American Dietetic Association, and National Council on the Aging, Inc.

CHAPTER

07

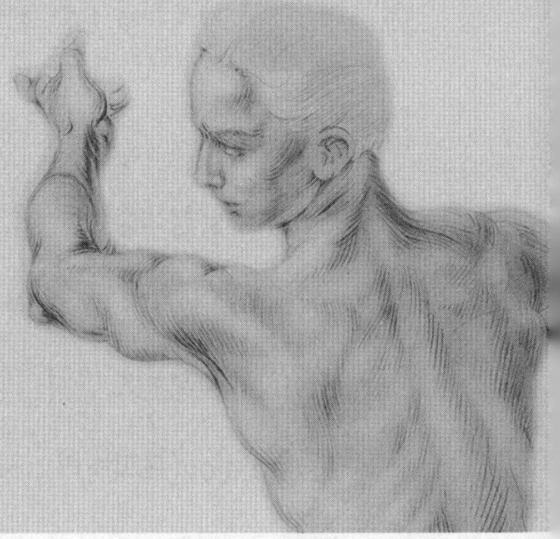

피부, 모발, 조갑
Skin, Hair, and Nails

학습목표

1. 피부의 구조와 기능, 부속물에 대해 학습한다.

2. 피부의 시진과 촉진 방법과 이론적 근거를 이해한다.

3. 사정 결과를 적절한 용어를 사용하여 정확히 기록할 수 있다.

학습내용

Jarvis, *Physical Examination and Health Assessment*, 8th ed., Chapter 13, pp.197~224.

Baranoski, S., LeBlanc, K., & Glockner, M. (2016). Preventing, assessing, and managing skin tears. *Am J Nurs*, *116*(11), 24~31.

Kirkland-Kyhn, H., Zaratkiewicz, S., Teleten, O., et al. (2018). Caring for aging skin. *Am J Nurs*, *118*(2), 60~63.

임경춘 외(2020), 건강사정 8판, Chapter 10, pp.125~161.

용어

참고문헌의 내용을 학습한 후 다음 용어를 공부한다. 단어에 대한 오른쪽의 정의와 정확한 개념을 크게 말한다.

- **Alopecia(탈모증):** (대머리) 모발이 빠지는 것
- **Annular(환):** 원형의 피부 병변
- **Bulla(수포):** 지름 1cm 이상의 액체를 포함하는 융기된 공동
- **Confluent(융합성):** 합류된 피부 병변
- **Crust(가피):** 소낭이나 농포가 터지거나 마를 때 딱딱하고 건조한 삼출물이 피부에 남음

- **Cyanosis(청색증)**: 산소가 결핍된 헤모글로빈의 증가로 피부나 점막이 어두운 푸른색을 띰
- **Erosion(미란)**: 피부가 움푹 패이고 얕게 함몰된 것
- **Erythema(홍반)**: 열병이나 염증에서처럼 모세혈관에서의 울혈로 인해 피부가 선홍색이 된 것
- **Excoriation(표피박리)**: 긁힘으로 인해 피부가 얇게 벗겨지는 찰과상을 말함
- **Fissure(열구)**: 진피까지 침투한 피부의 갈라진 상처
- **Furuncle(종기)**: 모낭감염으로 인한 화농성의 피부 염증
- **Hemangioma(혈관종)**: 진피에 있는 혈관의 양성적 증식으로 인한 피부 병변
- **Jaundice(황달)**: 혈중 빌리루빈의 과도로 인해 피부, 구개, 공막 등이 노란색을 띰
- **Keloid(켈로이드)**: 원래 상처 부위를 넘어서 과도하게 성장한 흉터
- **Lichenification(태선화)**: 오랫동안 심하게 긁어서 두껍게 결절이 생겨 딱딱해진 피부
- **Lipoma(지방종)**: 양성 지방 종양
- **Maceration(침연)**: 물에 적셔서 조직을 부드럽게 하는 것
- **Macule(피진)**: 색깔이 변화된 편평한 피부 병변
- **Nevus(모반)**: 과도한 멜라닌세포로 인해 나타나는 피부 병변(사마귀, mole)
- **Nodule(소결절)**: 지름이 1cm보다 크고 융기된 피부 병변
- **Pallor(창백)**: 과도하게 창백, 희미한 분홍색이 피부를 엷게 덮고 있음
- **Papule(구진)**: 지름 1cm 미만의 촉진 가능한 피부 병변
- **Plaque(판)**: 구진이 융합하거나 흘러내린 피부 병변
- **Pruritus(소양증)**: 가려움증
- **Purpura(자반증)**: 혈관 손상으로 인한 조직에서의 출혈로 인해 붉은 보라색을 띠는 피부 병변
- **Pustule(농포)**: 탁하고 진한 액체를 함유한 융기된 공동
- **Scale(인설)**: 죽은 피부조직에서 떨어져 나온 박리화된 건조된 피부
- **Telangiectasia(모세혈관확장증)**: 눈으로 볼 수 있을 정도로 영구적으로 확장되고 팽창된 혈관으로 인한 피부 병변
- **Ulcer(궤양)**: 피부의 움푹 패임, 진피로 확장되는 괴저성의 염증 조직 종기
- **Vesicle(소포)**: 1cm 높이로 올라온 유동액을 포함하고 있는 주머니
- **Wheal(두드러기)**: 간질액으로 인해 부어오른 빨간 피부 병변
- **Zosteriform(대상포진상)**: 신경 통로를 따라 생긴 선형의 피부 병변

학습지침

참고문헌과 시청각 자료의 내용을 학습한 후 다음 질문에 답하시오.

1. 피부의 3층 구조를 나열하고, 각 층의 구성요소에 대해 설명하시오.

2. 피지선, 외분비선, 아포크린샘의 차이를 구별하시오.

3. 피부의 기능을 5가지 이상 나열하시오.

4. 밝은 피부색과 어두운 피부색을 가진 사람의 창백, 홍반, 청색증, 황달의 모습을 설명하시오. 각 증상을 일으키는 일반적인 원인을 말하시오.

5. 피부 온도와 피부의 결, 습도, 움직임, 탄력성 등이 변화하는 원인을 나열하시오.

6. 일반적으로 손톱을 통해 분홍색 조갑상(nail bed)에서 보이는 흰 선을 무엇이라 하는가?

7. 일반적으로 피부에서 다양하게 나타나는 다음과 같은 상태를 설명하시오.

몽고반점 ______________________________

담갈색 색소 반점(카페오레 반점) ______________________________

생리적 황달 ______________________________

지루성 각화증(Seborrheic keratosis) ______________________________

피지선 과잉 증식 ______________________________

8. 다음과 같은 자반병소의 차이점을 구별하시오.

점상출혈 ______________________________

반상출혈 ______________________________

혈종 ______________________________

9. 다음과 같은 피부 발진 형태의 차이점을 구별하시오.

홍역 ______________________________

풍진 ______________________________

수두 ______________________________

10. 다음과 같은 상태의 손 · 발톱 모양에 대해 기술하시오.

숟가락형 손 · 발톱 ______________________________

손 · 발톱 주위염 ______________________________

보우선(Beau's line) ______________________________

손톱 선상출혈 ______________________________

손 · 발톱 박리증 ______________________________

곤봉상 ______________________________

11. 다음과 같은 원발성 피부 병변의 예시를 들고 정의하시오.

반점 ______________________________

구진 ______________________________

판 ______________________________

소결절 ______________________________

종양 ______________________________

두드러기 ______________________________

소포 ______________________________

농포 ______________________________

12. 다음과 같은 속발성 병변의 예시를 들고 정의하시오.

가피 ______________________________

인설 ______________________________

균열 ______________________________

궤양 ______________________________

표피박리 ______________________________

흉터 ______________________________

위축성 흉터 ______________________________

태선화 ______________________________

켈로이드 ______________________________

※ 다음 그림에 표시된 곳에 명칭을 쓰시오.

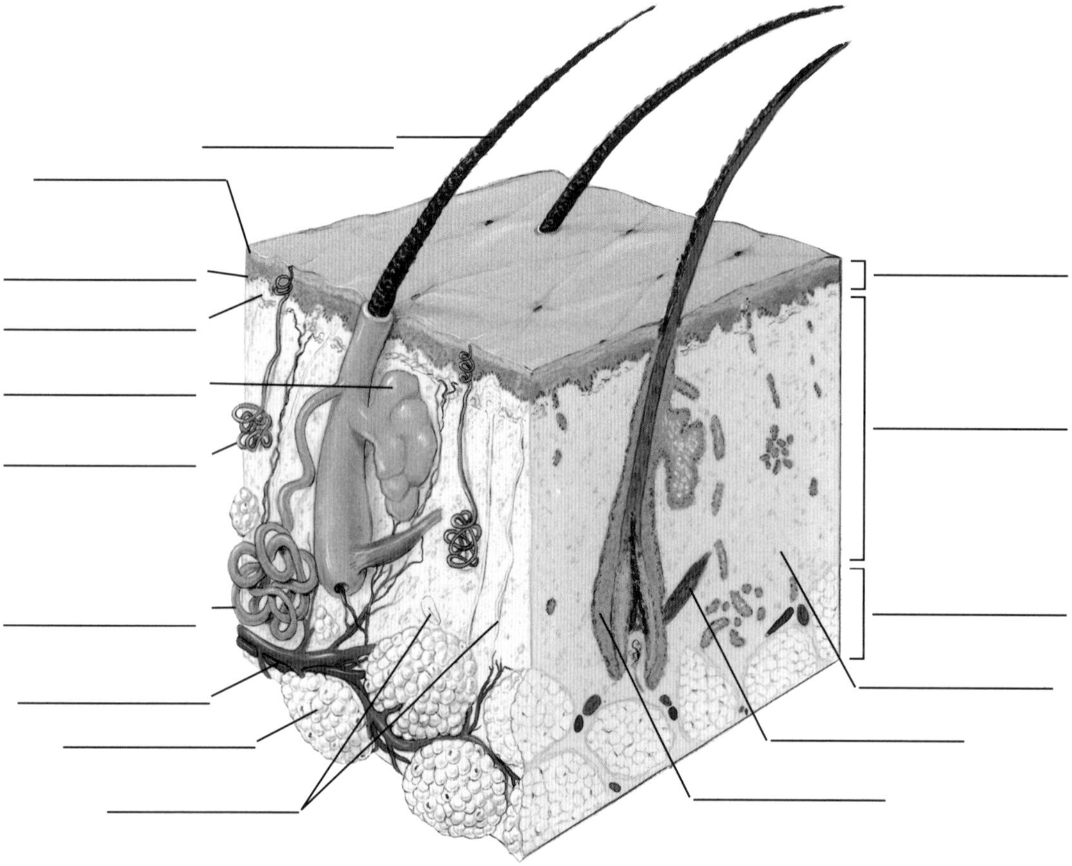

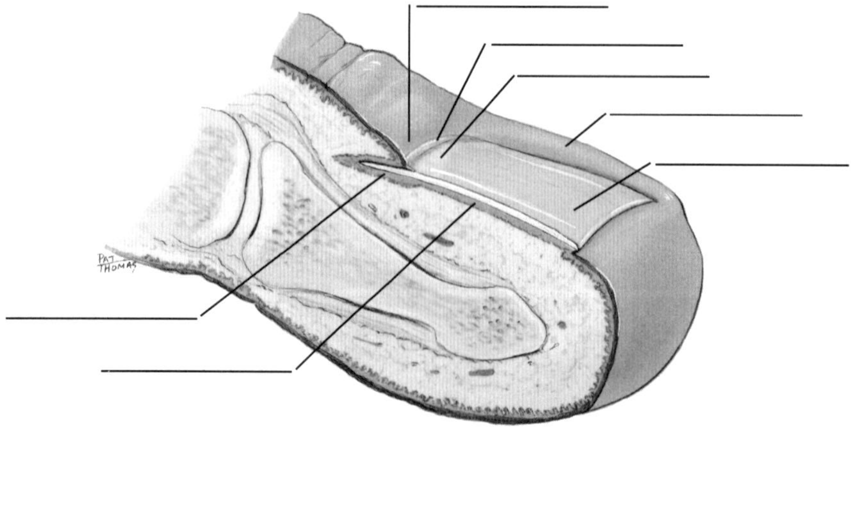

학습문제

1. 외분비선의 분비물을 가장 잘 설명한 것은?

a. 탁하고 우유 같음(milky)

b. 묽은 염류의 액체

c. 방어적 지질

d. 케라틴

2. 초기 황달을 사정할 때, 관찰해야 하는 것은 무엇인가?

a. 공막과 경구개

b. 조갑상(nail bed)

c. 입술

d. 보이는 모든 피부 표면

3. 피부 온도는 어느 부위를 사용할 때, 가장 잘 측정할 수 있는가?

a. 손의 바닥표면(palmar surface)

b. 손의 배측면(ventral surface)

c. 손가락 끝(fingertips)

d. 손의 등표면(dorsal surface)

4. 피부의 탄력성은 쇄골 아래의 전방 흉부 피부의 넓은 곳을 집어봄으로써 사정된다. 이는 무엇을 알아보기 위함인가?

a. 부종 b. 탈수

c. 백반(vitiligo) d. 피부경화증(scleroderma)

5. 검진 도중에 병소를 발견했다. 이를 가장 잘 기술한 것은?

a. 붓고, 불규칙한 병소, 100원짜리 동전 크기로 왼손의 손등에 위치함

b. 분비물이나 냄새가 없는 개방된 병소로 지름이 대략 0.6cm

c. 왼쪽 견갑골 아래에 꽃자루가 있는(pedun-culated) 병소로, 붉은색이고 분비물이나 냄새는 없음

d. 오른 발등에 진한 갈색으로 부어오른 병소, 불규칙한 경계, 3cm 크기, 분비물 없음

6. 곤봉상 검사를 위해 조갑상을 검진할때, 손톱 기저부와 손톱의 정상 각도는?

a. 60° b. 100°

c. 160° d. 180°

7. 모세혈관상은 눌리고 난 후, 몇 초 내로 다시 채워지는가?

a. < 1초

b. > 2초

c. 1~2초

d. 원래 색으로 돌아오는 데에 걸리는 시간은 중요하지 않다.

8. 78세 된 노인이 정기 방문 시, 손에 생긴 작고 둥글며 편평한 갈색 반점에 대해 물었다. 그 부위를 검진한 후, 가장 좋은 답변은 무엇인가?

a. "이것은 태양에 노출되어 생긴 것이므로, 별 다른 치료는 필요 없습니다."

b. "이것은 태양에 노출된 일과 관련이 있고, 암으로 발전할 가능성도 있습니다."

c. "이것은 노화에 따라 생긴 피부종입니다. 치료할 필요는 없습니다."

d. "알려주셔서 다행입니다. 생검(biopsy)을 해보겠습니다."

9. 정상적인 피부 특징이 감소하는 상태로, 마르고 광택이 나는 피부 부위를 무엇이라 하는가?

a. 태선화(lichenification) b. 판(plaque)

c. 위축(atrophy) d. 켈로이드(keloid)

10. 손톱과 손톱 기저부 사이의 각이 좁아지는 것은 무엇인가?

a. 아급성 세균성 심장내막염이다.

b. 숟가락 모양 손톱이다.

c. 칼슘 부족과 관계있다.

d. 곤봉상이다.

11. 백선/동전버짐(ringworm)처럼 생긴 원, 또는 호(arc)를 이루고 있는 병변의 형태는?

a. 선 모양(linear)

b. 가피(clustered)

c. 환(annular)

d. 나선형(gyrate)

12. ABCDE 규칙에서 A의 의미는 무엇인가?

a. 정확성(accuracy)

b. 겉모양(appearance)

c. 비대칭(asymmetry)

d. 쇠약함(attenuation)

13. 다음 중 흑색종의 위험 인자는 무엇인가?

a. 갈색 눈

b. 어두운 색 피부

c. 태우지 않았는데도 주근깨가 있거나 탄 피부

d. 자외선차단 제품 사용

14. 대상포진에 대한 설명으로 옳은 것은?

a. 박테리아가 원인이다.

b. 신체의 한쪽에만 병변이 생기며 중앙선을 넘지 않는다.

c. 통증이나 부종이 없다.

d. 농성이거나 배꼽 모양의 병변이다.

■ **A항목과 B항목을 연결하시오.**

A항목: 설명	B항목: 피부층(중복 가능)
15. 세포 기저	a. 표피
16. 완충에 의해 보호를 도움	b. 진피
17. 콜라겐	c. 피하조직
18. 지방조직	
19. 골고루 얇음	
20. 각질층	
21. 엘라스틴 조직	

A항목: 설명	B항목: 색 변화
22. 창백	a. 모세혈관에서의 울혈로 인해 피부가 선홍색이 된 것
23. 홍반	b. 관류액 부족으로 인한 푸르스름한 색의 반점
24. 청색증	c. 혈중 산소 헤모글로빈으로 인해 나타나는 붉은색 부족
25. 황달	d. 혈중 빌리루빈 증가로 인해 피부에 황색이 나타남

A항목: 설명	B항목: 피부색 변화
26. 뺨, 몸통, 가슴, 등, 엉덩이에 있는 작고 오목한 붉은 반점과 구진	a. 얼룩무늬
27. 몸의 하지 부분이 붉고 상지는 창백함	b. 독성 홍반
28. 일시적으로 사지와 몸통이 얼룩덜룩해짐	c. 말단청색증
29. 입술과 손, 손톱 주변이 푸르스름해지고, 발과 발톱 색이 변했음	d. 생리적 황달
30. 일반적으로 출생 시 존재하는 큰 원형 또는 타원형의 연갈색 패치	e. 카로틴혈증
31. 출생 후 용혈된 적혈구 수가 증가하여 피부, 공막, 점막이 노랗게 됨	f. 카페오레 반점
32. 음식에 카로틴이 과다하게 들어 있어 피부가 노란색 또는 오렌지색을 띠는 것	g. 대리석형 피부(cutis marmorata)

실습

이제 피부사정을 실습할 준비가 되었다. 일반적으로 피부구조에 대한 임상적 검진은 각 신체 영역별 검진으로 실시된다. 이 검진을 개별적으로 하는 것은 피부와 부속기관을 개별적인 기관 체계로서 이해하고 피부검진의 요소를 배우기 위함이다.

실습목적

1. 피부를 시진하고 촉진하여 색깔, 혈관분포상태, 부종, 습기, 온도, 살결, 두께, 움직임과 탄력성, 그 외에 다른 병변이 있는지 확인한다.
2. 색깔, 형태, 다른 병소를 확인하면서 손톱을 시진한다.
3. 머리결의 분포와 다른 병소를 확인하면서 모발을 시진한다.
4. 건강력과 신체검진 소견을 정확히 기록하고, 건강상태를 사정하며, 간호계획을 세운다.

지침

검사 도구를 준비한다. 손을 씻는다. 단계별 지침에 따라 동료에게 검진을 연습한다. 검진 소견을 주어진 양식에 기록한다.

영역별 기록 시트에서 학생활동 기록지를 주목한다. 이것은 검진자로서 지녀야 할 필수적인 행동 목록이며, 피부 자가검진의 임상교육을 평가하기 위해 임상지도자에 의해 사용된다.

실습활동 – 피부, 모발, 조갑 검진

- 다음 양식에 따라 친구나 가족 중 한 사람을 선택하여 피부검진을 실시한다.
- 검진 결과, 비정상으로 판단된 사정 결과는 빨간색으로 밑줄을 긋고 그 이유를 설명한다.

대상자 이름 ______________ 나이 ________ 성별 ________ 직업(과거/현재) ____________________

검진자 이름 ______________ 검진일시 ______________________________

I. 건강력

	없다	있다(있다면 상태를 쓰시오)
1. 과거 피부질환을 앓은 적이 있는가?		
2. 피부색의 변화나 색소침착이 있는가?		
3. 점에 어떤 변화가 있는가?		
4. 심하게 건조하거나 습한가?		
5. 피부 가려움증이 있는가?		
6. 심하게 멍든 곳이 있는가?		
7. 피부에 발진이나 병소가 있는가?		
8. 복용하고 있는 약물이 있는가?		
9. 최근 모발 손실이 있었는가?		
10. 조갑에 어떤 변화가 있었는가?		
11. 피부에 대한 환경적 위험은 없는가?		
12. 피부관리를 어떻게 하나? 자외선차단제는?		
13. 햇빛노출은 어느 정도인가? 실내 운동은?		

II. 신체검진

A. 피부의 시진 및 촉진

색깔 ______________________________

색소침착 ______________________________

온도 ______________________________

습기 ______________________________

살결 ______________________________

두께 ______________________________

부종 ______________________________

움직임과 탄력성 ____________________

혈관분포와 멍 ____________________

위생 ____________________

병소:

형태 ____________________

집단, 배열 ____________________

색깔 ____________________

위치, 분포 ____________________

(발진이나 병소의 분포를 그림으로 기록한다)

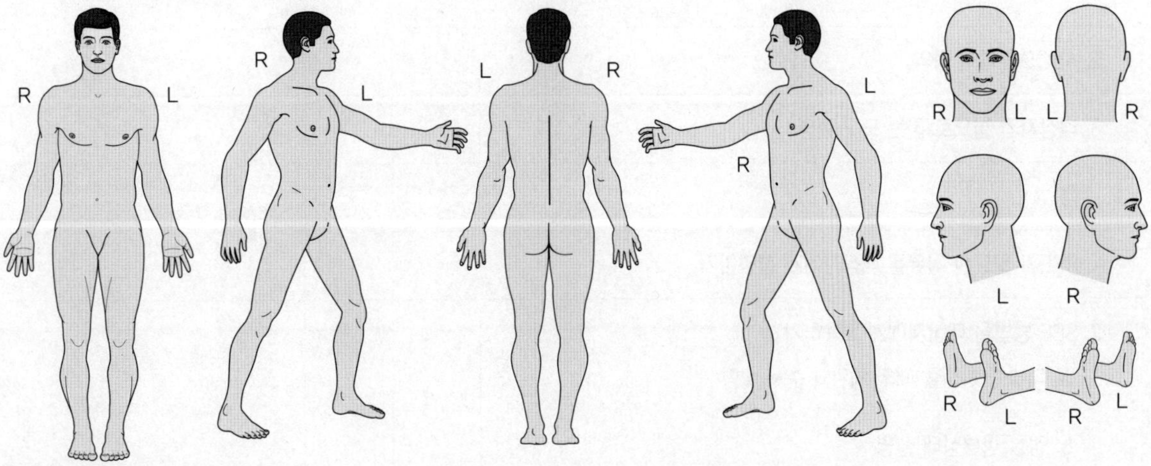

B. 모발의 시진과 촉진

색깔 ____________________

결(감촉) ____________________

분포 ____________________

병소(기술) ____________________

C. 조갑의 시진 및 촉진

모양 및 윤곽 ____________________

경도 ____________________

분포 ____________________

색깔 ____________________

모세혈관 재충혈 ____________________

D. 피부자가검진(Skin Self-Examination, SSE) 교육

[학생 활동 기록지]

	S	U	비고
I. 인지			
1. 설명: a. 피부를 검사하는 이유 b. 자가검진을 할 사람 c. 피부 검진 빈도			
2. ABCDE 법칙 정의			
3. 대상자가 필요로 하는 도구 설명			
II. 수행			
1. SSE가 필요한 이유를 대상자에게 설명하기			
2. SSE 방법을 대상자에게 교육하기 a. 피부를 시진할 때의 체위와 순서 설명 b. 정상 피부상태 설명 c. 비정상적인 결과 설명			
3. 특별한 결과를 간호사나 의사에게 즉시 알리도록 대상자 교육			

S (satisfied): 만족, U (unsatisfied): 불만족

SOAP 양식으로 사정 결과를 요약한다.

Subjective (병원 방문 이유, 건강력)

Objective (신체검진 소견)

Assessment (문제의 사정, 진단)

Plan (진단적 평가, 추후 관리, 교육)

CHAPTER

08

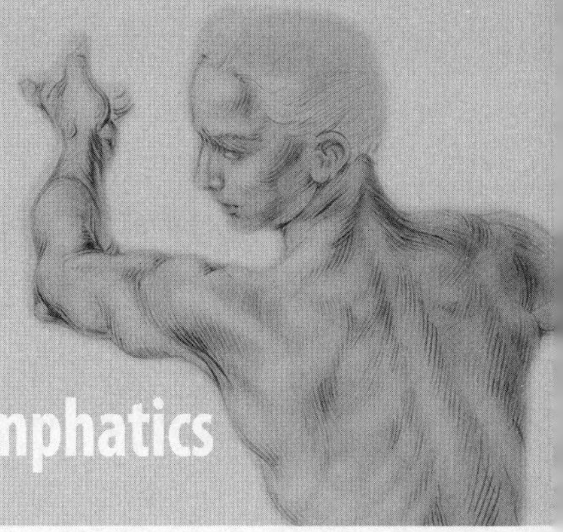

머리, 얼굴, 목, 국소 림프
Head, Face, and Neck, Including Regional Lymphatics

학습목표

1. 두경부 구조물의 기능과 위치에 대해 학습한다.
2. 두경부를 시진하고 촉진하는 것을 학습한다.
3. 사정 결과를 적절한 용어를 사용하여 정확히 기록할 수 있다.

학습내용

Jarvis, *Physical Examination and Health Assessment*, 8th ed., Chapter 14, pp.243~274.

Moriarty, M., & Mallick-Searle, T. (2016). Diagnosis and treatment for chronic migraine. *Nurse Pract*, *41*(6), 18~32.

임경춘 외(2020), 건강사정 8판, Chapter 11, pp.163~183.

용어

참고문헌의 내용을 학습한 후 다음 용어를 공부한다. 단어에 대한 오른쪽의 정의와 정확한 개념을 크게 말한다.

- **Bruit(잡음):** 비정상적인 혈류가 흐르는 부분에서 바람소리, '쉿' 하는 소리가 청진기를 통해 들림
- **Dysphagia(연하곤란):** 삼키기 어려움
- **Goiter(갑상선종):** 갑상선기능항진증과 함께 발생하여 갑상선의 크기가 커지는 것
- **Lymphadenopathy(림프종):** 감염, 알레르기, 신생물 등으로 인해 림프절이 커지는 것
- **Macrocephalic(대두증):** 비정상적으로 큰 머리
- **Microcephalic(소두증):** 비정상적으로 작은 머리

- **Normocephalic(정상두):** 몸의 크기에 어울리는 둥글고 대칭적인 두개골
- **Torticollis(사경):** 한쪽 흉쇄유돌근의 수축이나 경련으로 인해 머리가 기울어짐
- **Vertigo(현기증):** 방이나 자신의 몸이 빙빙 도는 듯한 착각으로 어지럼증과는 다름

학습지침

참고문헌과 시청각 자료의 내용을 학습한 후 다음 질문에 답하시오.

1. 경부의 주요 근육을 나열하시오.

2. 전삼각부와 후삼각부 두 영역 경계의 이름을 쓰시오.

3. 머리를 시진할 때, 대칭적으로 나타나야 하는 얼굴 구조물을 나열하시오.

4. 다음 증상과 관련된 림프절 형태에 대해 설명하시오.

급성 종양: ______________________

만성 종양: ______________________

암: ______________________

5. 신생아의 목 강직 반사(tonic neck reflex)에 대해 설명하시오.

6. 이하선 비대(parotid gland enlargement)에 동반되는 증상을 나열하시오.

7. 다운증후군의 특징적인 얼굴에 대해 설명하시오.

8. 갑상선기능항진증과 갑상선기능저하증의 얼굴 특징을 비교하시오.

■ 다음 그림의 표시된 곳에 명칭을 쓰시오.

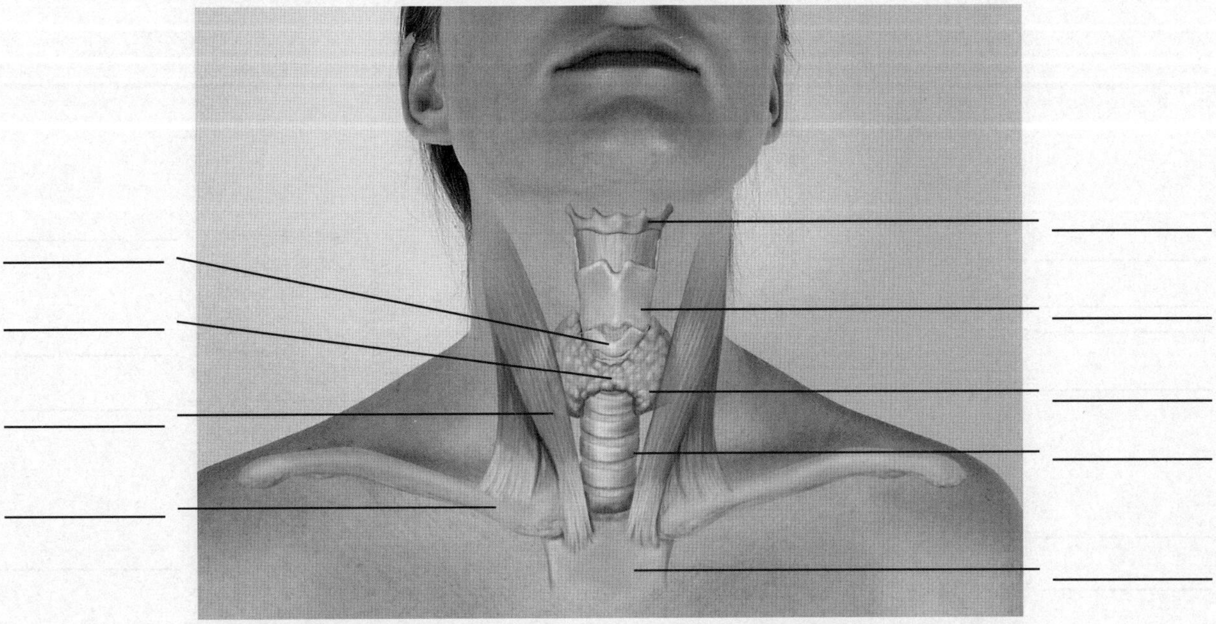

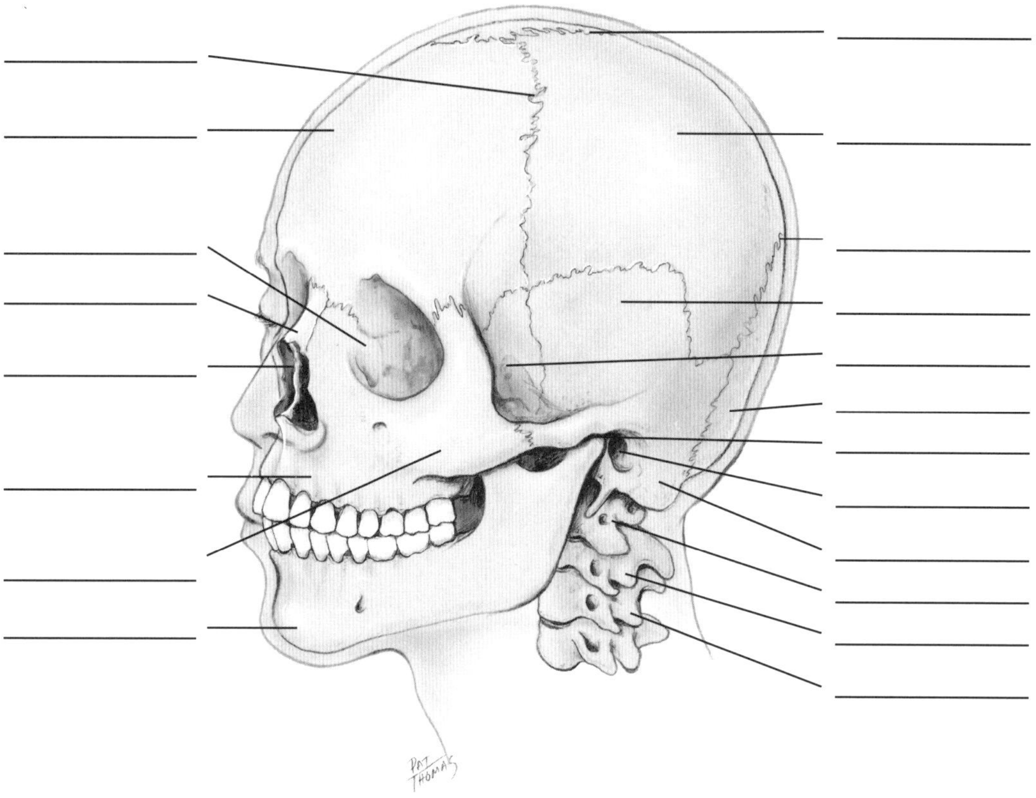

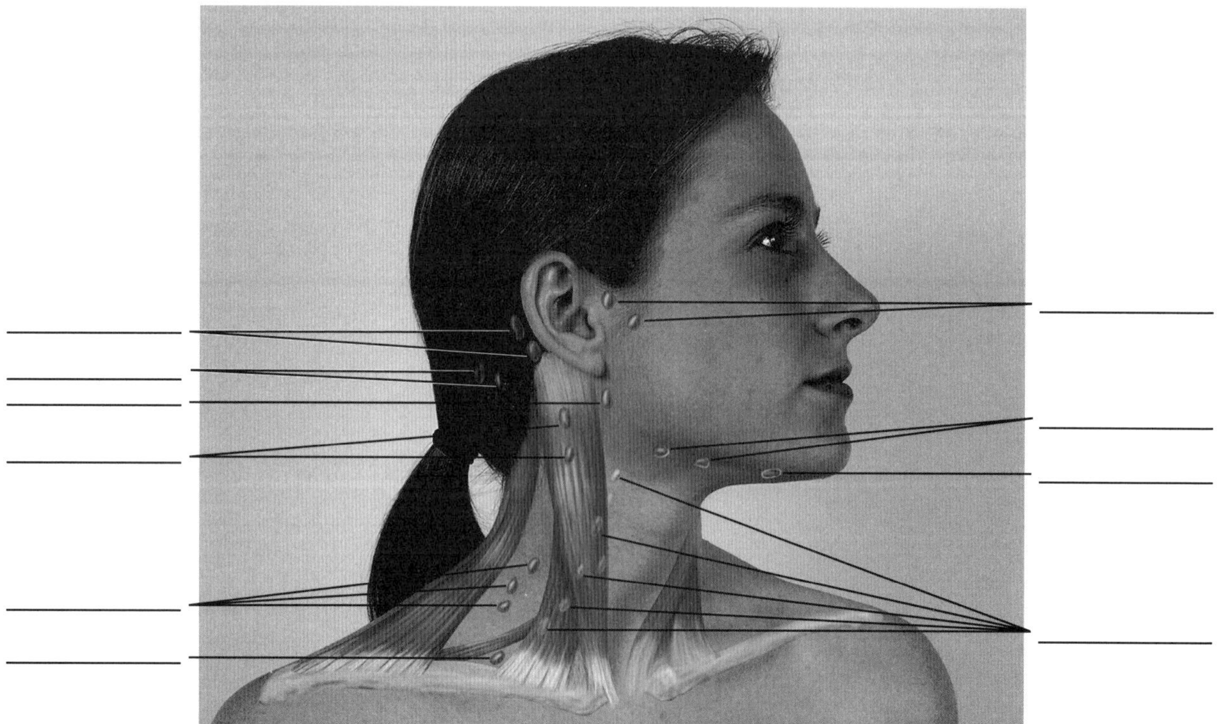

학습문제

1. 봉합선 대신 관절을 구분하는 얼굴의 뼈는 무엇인가?

a. 관골 b. 상악골

c. 비골 d. 하악골

2. 흉쇄유돌근을 가로질러 사선으로 지나가는 혈관은?

a. 측두동맥 b. 경동맥

c. 외경정맥 d. 내경정맥

3. 갑상선 협부는 어느 부위 아래쪽에 자리 잡고 있는가?

a. 하악골 b. 윤상연골

c. 설연골 d. 갑상연골

4. 군집 두통에 대한 설명 중 옳은 것은?

a. 술과 낮잠으로 인해 더 촉진될 수 있다.

b. 한 달에 2번 정도 일어나며, 1~3일 정도 지속된다.

c. 머리가 지근지근하고 욱신거림(throbbing)이 특징이다.

d. 안와 위, 안와 후방이나 전측두 부위에서 발생하는 경향을 보인다.

5. 다음 중 악성일 가능성이 가장 적은 증상은 무엇인가?

a. 머리와 목이나 흉부 위쪽에 방사선치료를 받은 적 있다.

b. 씹는 담배를 피운 적 있다.

c. 다량으로 음주한 적 있다.

d. 압통이 있다.

6. 대상자가 어깨를 으쓱하는 동안 저항을 주는 것은 몇 번째 뇌신경을 검진하는 것인가?

a. II

b. V

c. IV

d. XI

7. 천문은 검진 시 어떻게 느껴지는가?

a. 딱딱하거나 팽창해 있다.

b. 움푹하거나 침몰해 있다.

c. 단단하고 약간 오목하며 윤곽이 뚜렷하다.

d. 진동한다.

8. 갑상선 좌우 양측이 비대해졌을 때, 적절한 검진 방법은 무엇인가?

a. 기관의 편향성을 알아본다.

b. 경동맥을 통해 잡음을 들어본다.

c. 대동맥을 통해 잡음을 들어본다.

d. 갑상선 옆의 잡음을 들어본다.

9. 건강한 사람의 경부에서는 림프절을 촉진하기 어려운 것이 정상이다. 정상 림프절의 특징은 무엇인가?

a. 이동성이 있고 부드러우며 압통이 없다.

b. 크고 단단하며 압통이 있다.

c. 광택이 없고 고정되어 있으며 압통이 있고 딱딱하다.

d. 광택이 없고 고정되어 있으며 압통이 없다.

10. 두혈종(cephalohematoma)은 다음 중 무엇과 관련이 있는가?

a. 골막하 출혈

b. 두개로(craniotabes)

c. 올록볼록함

d. 선천성 매독

11. 정상 경부 림프절에 대한 설명 중 옳은 것은?

a. 1cm보다 작다.

b. 촉진하면 따뜻하다.

c. 고정되어 있다.

d. 딱딱하다.

12. 울신거림과 일측성의 통증이 수반되는 메스꺼움과 구토증, 광선공포증이 특징적인 것은 무엇의 증상인가?

a. 군집두통

b. 지주막하출혈

c. 편두통

d. 긴장성 두통

13. 벨 마비(Bell's palsy)의 특징은 무엇인가?

a. 얼굴 반쪽의 마비이다.

b. 눈동자가 튀어나온다.

c. 마스크를 쓴 듯한 얼굴이다.

d. 부은 얼굴이다.

■ **A항목과 B항목을 연결하시오.**

A항목: 림프절	B항목: 위치
14. 전이개/이개 앞쪽	a. 쇄골의 위와 뒤쪽
15. 후이개/이개 뒤쪽	b. 흉쇄유돌근 아래 심부
16. 후두	c. 귀 앞쪽
17. 설하/턱밑	d. 승모근 가장자리의 후삼각부
18. 하악골 아래	e. 유양돌기 표면
19. 경정맥 두힘살근(Jugulodigastric)	f. 두개골 아래
20. 표면경부	g. 하악각과 하악지 사이 중간
21. 심경부	h. 하악지 뒤쪽
22. 후경부	i. 하악지 아래쪽
23. 쇄골위	j. 흉쇄유돌근에 걸침

실습

머리, 얼굴, 목의 사정을 실습할 준비가 되었다. 실습의 목적은 실습실에서 동료에게 두경부를 사정하는 단계를 연습하고, 다음의 실습 목표를 성취하기 위함이다.

실습목적

1. 머리와 목의 증상과 이에 따른 징후와 관련된 건강력을 수집한다.
2. 크기, 윤곽, 덩어리, 압통에 주목하며 두개골을 시진하고 촉진한다.
3. 얼굴 표정, 대칭성, 피부 특성, 병소 등에 주의하며 얼굴을 시진한다.
4. 목의 대칭성, 운동범위, 림프절의 통합성, 기관, 갑상선을 시진하고 촉진한다.
5. 결과를 체계적으로 기록하고, 건강상태를 사정하며 간호계획을 수립한다.

지침

검사 도구를 준비한다. 손을 씻는다. 동료에게 실습실에서 검진을 연습한다. 절차에 따라 적절한 안내를 한다. 검진 소견은 주어진 양식에 기록한다.

실습활동 - 머리, 얼굴, 목 검진

- 다음 양식에 따라 친구나 가족 중 한 사람을 선택하여 전반적인 조사를 실시한다.
- 검진 결과, 비정상으로 판단된 사정 결과는 빨간색으로 밑줄을 긋고 그 이유를 설명한다.

대상자 이름 ______________ 나이 __________ 성별 __________ 직업(과거/현재) ______________________

검진자 이름 ______________ 검진일시 ______________________________________

I. 건강력

	없다	있다(있다면 상태를 쓰시오)
1. 전에 없이 자주 혹은 심한 두통이 있는가?		
2. 두부 손상을 받았는가?		
3. 어지럼증을 경험한 경우가 있는가?		
4. 경부 통증이 있는가?		
5. 머리나 목에 덩어리나 부종이 있는가?		
6. 머리나 목에 수술을 받은 적이 있는가?		

II. 신체검진

A. 머리의 시진 및 촉진

크기와 모양 ______________________________________

기형, 덩어리, 압통 ______________________________________

측두 동맥 ______________________________________

턱관절 ______________________________________

B. 얼굴의 시진

얼굴 표정 ______________________________________

구조물의 대칭성 ______________________________________

불수의적 운동 ______________________________________

부종 ______________________________________

덩어리나 병소 ______________________________________

피부색과 살결 ______________________________________

C. 목의 시진

대칭성 ______

관절운동범위, 능동적 ______

목 근육의 강도검사 ______

비정상적인 박동 ______

기관의 위치 ______

갑상선 비대 ______

림프와 침샘의 비대 ______

D. 목 림프절의 촉진

정확한 위치 ______

크기와 형태 ______

압통 유무 ______

자유로운 이동성, 심부 주위 조직에 유착되거나 함께 붙어 있음 ______

주위 조직의 염증 ______

감촉(hard, soft, firm) ______

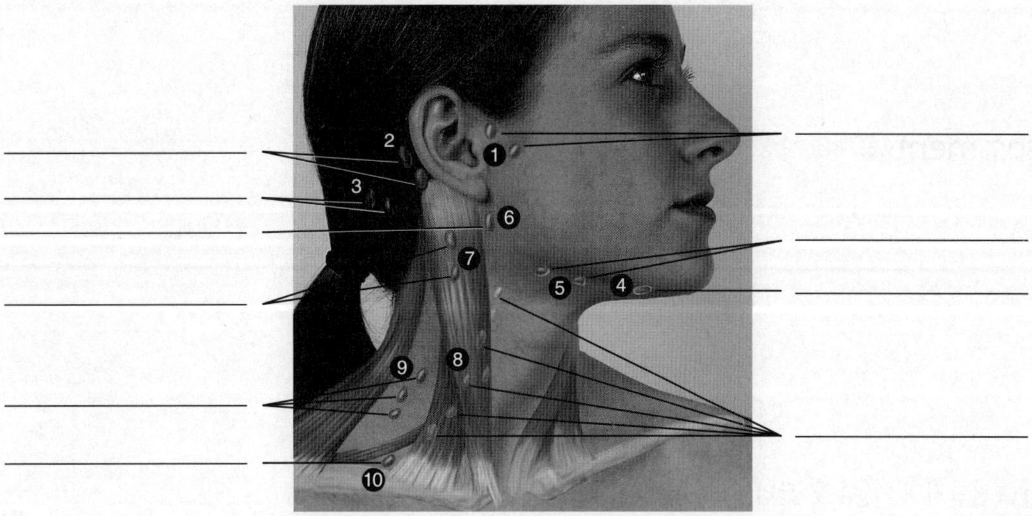

E. 기관의 촉진 ______

F. 갑상선의 촉진 ______

G. 갑상선의 청진(비대되었다면) ______

SOAP 양식으로 사정 결과를 요약한다.

Subjective (병원 방문 이유, 건강력)

Objective (신체검진 소견)

Assessment (문제의 사정, 진단)

Plan (진단적 평가, 추후 관리, 교육)

CHAPTER

09

눈 Eyes

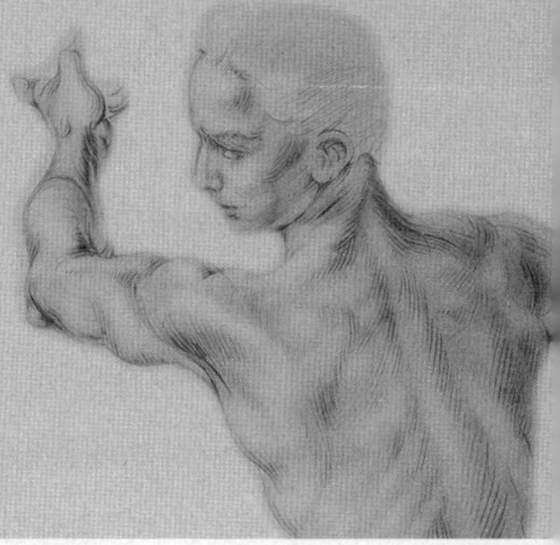

학습목표

1. 눈의 내 · 외부를 구성하고 있는 구조물과 기능에 대해 학습한다.
2. 시력 검진 방법에 대해 학습한다.
3. 눈의 외부와 안구 기저부의 검진 방법을 학습한다.
4. 사정 결과를 적절한 용어를 사용하여 정확히 기록할 수 있다.

학습내용

Jarvis, *Physical Examination and Health Assessment*, 8th ed., Chapter 15, pp.281~324.

Ossorio, A. (2015). Red eye emergencies in primary care. *Nurse pract*, *40*(12), 47~53.

임경춘 외(2020), 건강사정 8판, Chapter 12, pp.185~221.

용어

참고문헌의 내용을 학습한 후 다음 용어를 공부한다. 단어에 대한 오른쪽의 정의와 정확한 개념을 크게 말한다.

- **Accommodation(원근조절반응):** 수정체의 굴곡을 증가시켜 근거리를 보기 위한 눈의 적응
- **Anisocoria(동공 부동증):** 양쪽 동공 크기가 같지 않음
- **Arcus senilis(노인환):** 홍채 둘레에 나타나는 회백색 호 또는 원으로 노인에게 일반적으로 나타남
- **Argyll Robertson pupil(아가일 로버트슨 동공):** 동공이 빛에 대해 반응하지 않음; 원근조절 시 수축은 함
- **Astigmatism(난시):** 각막과 수정체의 굴절면에서의 굴곡 차이로 인해 시력의 굴절이 비정상적으로 일어남
- **A-V crossing(A-V 교차):** 안구 기저부의 동맥로와 정맥로가 교차함
- **Bitemporal hemianopsia(양 측두 반맹증):** 양쪽 측두골쪽 시야의 상실
- **Blepharitis(안검염, 다래끼):** 속눈썹 소낭(follicle)과 선의 염증으로 눈썹 가장자리를 따라 생김

- **Cataract(백내장)**: 눈 수정체가 불투명해짐으로써 나이가 들면서 서서히 단계적으로 시력을 상실함
- **Chalazion(산립종)**: 눈꺼풀 샘의 감염이나 낭종의 정체로 인해 눈썹에 구슬 같은 혹이 생김
- **Conjunctivitis(결막염)**: 결막이 감염되어 '분홍색 눈'이 되는 것
- **Cotton-wool area(면모양 삼출물)**: 비정상적인 연한 삼출물, 안구 기저부에서 회백색 부분으로 보임
- **Cup-disc ratio(생리적 컵/시신경 유두 비율)**: 보통 1/2이나, 그 이하가 되는 생리적 컵의 폭과 시신경 원판 폭 사이의 비율
- **Diopter(곡광도)**: 눈에서의 초점을 바꾸는 수정체의 검안경 측정 단위
- **Diplopia(복시)**: 사물이 2개로 보임 혹은 그림자가 생겨 이중으로 보이는 현상
- **Drusen(결정체)**: 안구 기저부에 양성의 침전물이 생기는 것으로, 둥근 황색 반점이 보이며 대개 나이가 들면 발생함
- **Ectropion(안검외반)**: 하안검이 처져서 바깥쪽으로 밀림
- **Entropion(안검내반)**: 하안검이 안쪽으로 말림
- **Exophthalmos(안구 돌출)**: 안구가 튀어나온 것
- **Fovea(중심와)**: 안구 기저의 황반 중심부로 가장 예리한 시각 영역
- **Glaucoma(녹내장)**: 안구내압이 높아지는 것이 특징인 눈 질환
- **Hordeolum(맥립종)**: 붉고 통증을 수반하는 농포로 가장자리 눈썹 소낭의 감염으로 생김
- **Lid lag(눈꺼풀 처짐)**: 눈을 아래로 움직일 때 상안검과 홍채 사이에서 보이는 비정상적인 하얀 공막의 테두리
- **Macula(황반)**: 중심 시야에서만 시각을 조절하는 안구 기저부의 둥글고 어두운 부분
- **Microaneurysm(미세소동맥류)**: 작은 혈관의 국소적 팽창으로 생기는 안구 기저부의 비정상적인 붉고 둥근 반점
- **Miosis(축동)**: 동공이 축소됨
- **Mydriasis(동공산대)**: 동공이 팽창됨
- **Myopia(근시)**: "가까운 곳을 보지 못함"; 원거리 시각보다 근거리 시각이 더 나은 굴절장애
- **Nystagmus(안구진탕)**: 안구의 불수의적이고 빠른 율동적인 움직임
- **OD(우안)**: 오른쪽 눈
- **Optic atrophy(시신경 위축)**: 시신경의 부분적 또는 완전한 상실로 인해 시신경 유두가 창백함
- **Optic disc(시신경유두)**: 혈관이 들어가고 나가는 안구 기저부
- **OS(좌안)**: 왼쪽 눈
- **Papilledema(유두부종)**: 안구 기저부에서 나오는 혈류의 균형상태; 두개내의 압력이 증가되었음을 나타냄
- **Presbyopia(노안)**: 나이 들면서 일어나는 원근조절력의 퇴화
- **Pterygium(익상편)**: 불투명한 삼각형 모양의 조직으로 결막의 비측 경계에서부터 각막의 가운데를 향해 자람
- **Ptosis(안검하수)**: 홍채를 덮으며 상안검이 처지고 동공까지 덮음
- **Red reflex(적반사)**: 검안경을 통해 볼 때, 검안경 빛이 망막에 반사되어 동공이 붉게 보임
- **Strabismus(사시)**: 눈의 축의 불일치
- **Xanthelasma(안검황색종)**: 눈의 안쪽 구석 피부에 발생하는 연하고 돌출된 황색 플라크

학습지침

참고문헌과 시청각 자료의 내용을 학습한 후 다음 질문에 답하시오.

1. 외안근의 6가지 종류를 나열하고, 각각 연결되는 뇌신경의 이름을 기술하시오.

2. 동공의 3가지 중심막의 이름을 기술하시오.

3. 모양체, 동공, 홍채의 기능을 기술하시오.

4. 눈의 전방, 후방, 초자체에 대해 설명하시오.

5. 외부의 실제 모습과 비교하여 망막에 상이 어떻게 맺히는지 설명하시오.

6. 눈물이 흐르는 기전을 설명하시오.

7. 동공반사, 동공고정, 원근조절반응에 대해 정의하시오.

8. 동공반사에서 직접 대광반사와 교감 대광반사를 대조하고 설명하시오.

9. 노화와 관련된 눈의 변화에 대해 설명하시오.

10. 노인에게서 시각 기능이 감퇴되는 가장 주된 이유를 논하시오.

11. 정상 시력(20/20)에 대해 설명하시오.

12. 노안검사 방법에 대해 설명하시오.

13. 결막과 공막에서 나타날 수 있는 비정상적인 조직 색깔과 그 의미를 설명하시오.

14. 검진을 위해 상안검을 뒤집는 방법을 기술하시오.

15. 지방안(pinguecula)과 익상편(pterygium)을 비교하시오.

16. 검안경에서의 (−)디옵터 또는 붉은 렌즈 세팅을, (+)디옵터 또는 검은 렌즈 세팅과 비교하시오.

17. 다음 4가지 형태의 충혈(red eye)을 묘사하고, 그 의미를 설명하시오.

결막염: ____________________

결막하출혈: ____________________

홍채염: ____________________

급성 녹내장: ____________________

■ 다음 그림의 표시된 곳에 명칭을 쓰시오.

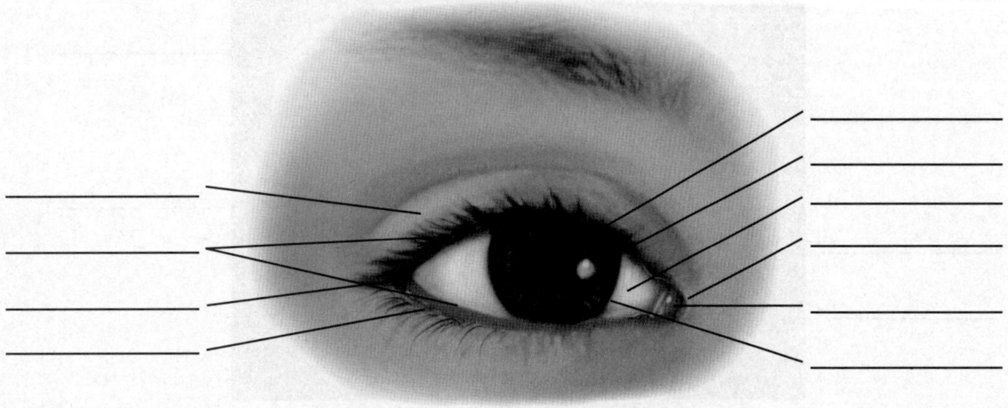

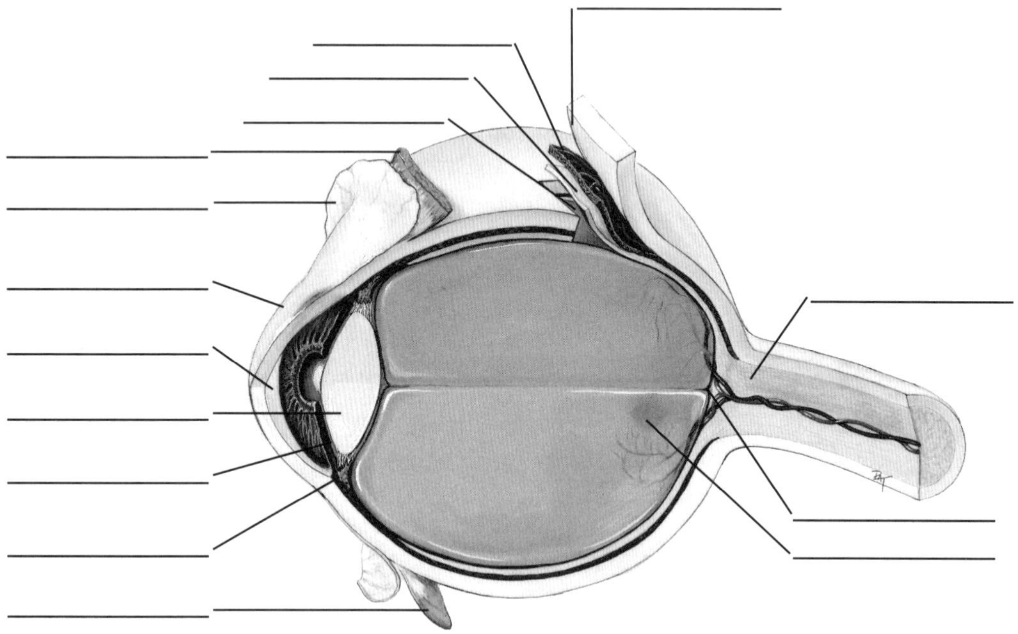

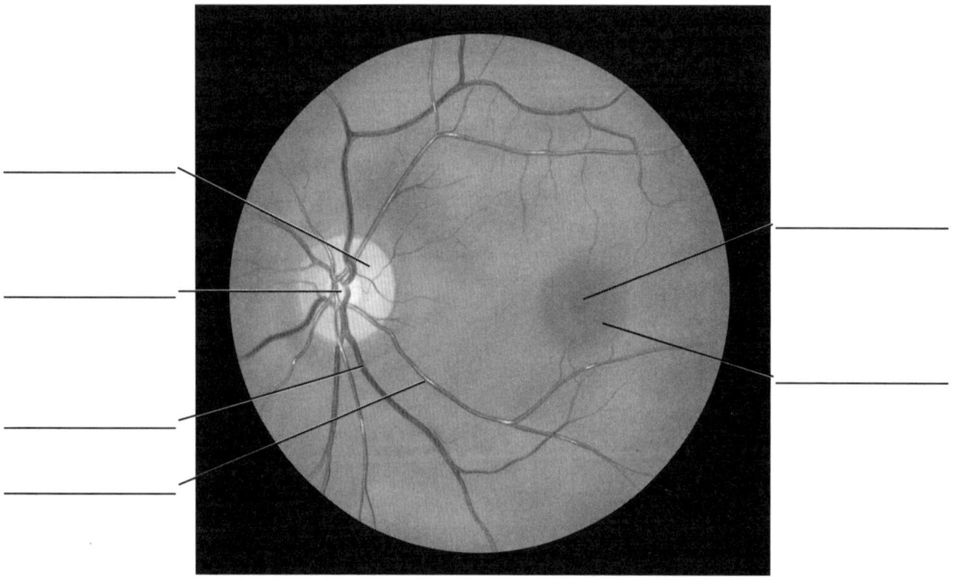

학습문제

1. 안검열은 무엇인가?

a. 각막과 공막 사이에 있는 경계

b. 눈썹 사이의 공간

c. 눈썹이 만나는 곳에서 만들어지는 각

d. 내안각에서 상 · 하 눈꺼풀에 있는 것

2. 각막반사는 몇 번 뇌신경에 의해 조절되는가?

a. II와 III b. II와 IV

c. V와 VII d. VI과 IV

3. 검안경을 통해 보이는 망막의 구조물을 나열한 것은?

a. 시신경 원판, 망막 혈관, 전반적인 뒷부분, 황반

b. 각막, 수정체, 맥락막, 모양체

c. 시신경유두, 공막, 망막, 홍채

d. 동공, 공막, 모양체, 황반

4. 검진자가 '교감 대광반사(+)'라고 기록하였다. 이것은 무슨 의미인가?

a. 안구축의 수렴

b. 한쪽 눈이 밝은 빛에 노출될 때, 다른 쪽 동공의 동시적인 수축

c. 주의를 끄는 대상을 향해 눈이 향하는 반사적인 방향

d. 근거리에 대해 눈이 원근조절을 함

5. 노화 과정에서 눈에 많은 변화가 일어난다. 수정체가 두꺼워지고 노랗게 변하는 것과 관련되는 것은?

a. 노안 b. 부유물

c. 황반 변성 d. 노인성 백내장

6. 눈과 관련된 응급상황에 대해 주의해야 한다. 즉시 알아보아야 하는 증상을 고르시오.

a. 부유물

b. 눈물과다(epiphora)

c. 갑작스러운 시력 변화

d. 광선 공포증

7. 시력은 무엇으로 사정하는가?

a. Snellen 시력표 b. 검안경

c. Hirschberg 검사 d. 대면검사

8. 한쪽 눈을 가리고 하는 차폐검사(cover test)는 무엇을 사정하기 위함인가?

a. 안구진탕 b. 주변 시력

c. 근육 약화 d. 시력

9. 검안경을 사용하는 방법은?

a. 검진자의 안경을 벗고 대상자의 왼쪽 눈에 검진자의 왼쪽 눈을 가까이 한다.

b. 검사실의 불을 남겨두고 대상자의 안경을 벗게 한다.

c. 안경을 벗고 디옵터를 0에 맞춘다.

d. 작은 흰 불빛을 사용하고, 대상자에게 검안경에 초점을 맞추라고 말한다.

10. 눈의 움직임을 조절하는 6개의 근육을 자극하는 뇌신경은 무엇인가?

a. II, III, V b. IV, VI, VII

c. III, IV, VI d. II, III, IV

11. 결막염 시 항상 수반되는 증상은 무엇인가?

a. 적반사 소실

b. 충혈된 결막

c. 시력장애

d. 열

12. 대상자의 주변 시력이 흐릿하다. 녹내장이 의심 되는 상황이므로 시야 검사를 한다. 정상 시야를 가진 사람은 측두면(귀쪽)의 어느 각도에서 검진 자의 움직이는 손가락을 볼 수 있는가?

a. 50°　　b. 60°

c. 90°　　d. 180°

13. 왼쪽 눈이 실명상태인 대상자의 오른쪽 눈에 펜라이트 불빛을 비추면, 동공이 어떻게 되겠는가?

a. 양쪽 다 반응이 없다.

b. 양쪽 동공이 다 수축한다.

c. 오른쪽 동공이 수축하고, 왼쪽 동공은 반응이 없다.

d. 왼쪽 동공은 수축하고, 오른쪽 동공은 반응이 없다.

14. 검안경 사용법에서 적반사가 방해받는 것은 어떤 때인가?

a. 각막이나 수정체가 흐릿한 경우

b. 대상자의 시신경로에 병소가 있는 경우

c. 혈관이 비틀린 경우

d. 동공이 수축된 경우

15. 노인들의 시력 감소 원인 중 한 가지는 무엇인가?

a. 노안

b. 녹내장

c. 약시

d. 망막아세포증

16. 적반사(red reflex)의 원인은 무엇인가?

a. 공막의 점상출혈

b. 당뇨성 망막증

c. 망막의 불빛에 대한 반응

d. 초자체 출혈

17. 눈 검진 기록시 PERRLA의 용어를 쓰는데, 그 의미는 무엇인가?

a. P ______________________

b. E ______________________

c. R ______________________

d. R ______________________

e. L ______________________

f. A ______________________

18. 기본적인 시야 사정 방법을 간략하게 기술하시오.

실습

눈 사정 실습의 목적은 실습실에서 동료에게 사정하는 단계를 연습하고 다음의 실습목적을 성취하기 위함이다.

첫 번째 실습 영역에는 개별적인 단계가 많이 있기 때문에 일반적으로 오랜 시간이 걸린다. 첫 번째 실습 시 검안경을 제대로 사용하기는 어려우므로 도구를 꽉 잡고, 안구 기저부를 보기 전에 방에 있는 다양한 물체에 초점을 맞추는 연습을 한다. 동료의 눈을 검사할 때는 쉬는 시간을 주도록 한다. 대상자가 되어 검안경 불빛을 눈에 받는 것은 매우 힘든 일이기 때문이다. 첫 번째 실습 영역에서는 각막반사를 찾는 것과 망막의 혈관을 한두 개 찾는다는 목표를 세운다. 시신경원판을 찾는다면 더 좋은 결과를 얻을 수 있다.

실습목적

1. 눈의 증상 및 징후와 관련된 건강력을 수집한다.

2. 시력, 시야, 외안 구조물, 안구 기저부 사정을 시범보이고 설명한다.

3. 신체검진 결과와 건강력을 정확하게 기록하고, 건강상태 사정 및 간호계획을 수립한다.

지침

검사 도구를 준비한다. 손을 씻는다. 검진 소견을 주어진 양식에 기록한다.

실습활동-눈 검진

- 다음 양식에 따라 한 사람을 선택하여 전반적인 조사를 실시한다.
- 검진 결과, 비정상으로 판단된 사정 결과는 빨간색으로 밑줄을 긋고 그 이유를 설명한다.

대상자 이름 ______________ 나이 ________ 성별 ________ 직업(과거/현재) ______________________

검진자 이름 ______________ 검진일시 ______________________________

I. 건강력

	없다	있다(있다면 상태를 쓰시오)
1. 보는 데 어려움이 있거나 희미하게 보이는가?		
2. 눈에 통증이 있는가?		
3. 물체가 이중으로 보인 적이 있는가?		
4. 눈의 충혈이나 부종이 있는가?		
5. 눈물이 과다하게 흘러내리는가?		
6. 눈에 손상이나 수술을 받았는가?		
7. 안경이나 콘택트렌즈를 착용하였는가?		
8. 시력검사를 받은 적이 있는가?		
9. 녹내장에 대한 검사를 받은 적이 있는가?		
10. 복용하고 있는 약이 있는가?		

II. 신체검진

A. 시력

우 ________________ 좌 ________________

B. 시야

대면법 ______________________________

C. 외안근 시진

외안근 움직임 ______________________________

각막반사 ______________________________

D. 외부 구조물의 시진

전반적 외양 ______________________________

눈썹 ______________________________

눈꺼풀과 속눈썹 ______________________________

안구 ______________________________

결막과 공막 ______________________________

눈물샘과 누점 ______________________________

D. 안구 전방 구조의 시진

각막 ______________________________

홍채 ______________________________

동공:

크기 ______________________________

모양 ______________________________

대칭성 ______________________________

직접 대광반사와 교감 대광반사 ______________________________

원근조절반응 ______________________________

F. 안저의 시진(검안경을 이용하여 눈 내부를 검사)

시신경유두 ______________________________

혈관(동맥과 정맥) ______________________________

안저의 전반적인 배경 ______________________________

황반 ______________________________

- **관찰 결과를 아래 그림에 표시하시오.**

R(오른쪽 눈) L(왼쪽 눈)

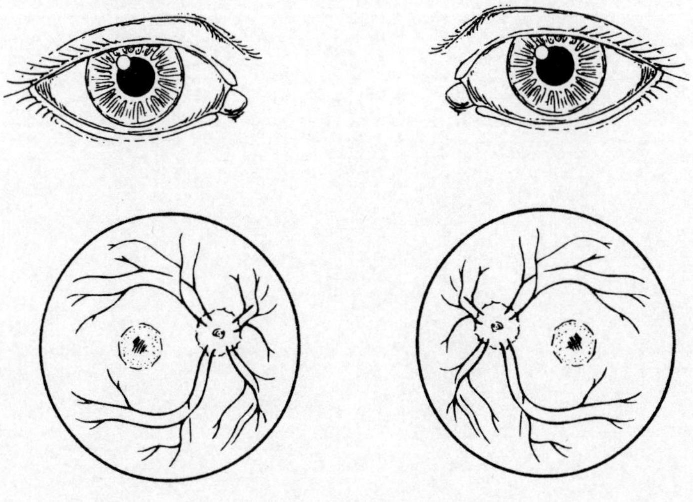

SOAP 양식으로 사정 결과를 요약한다.

Subjective (병원 방문 이유, 건강력)

Objective (신체검진 소견)

Assessment (문제의 사정, 진단)

Plan (진단적 평가, 추후 관리, 교육)

CHAPTER
10

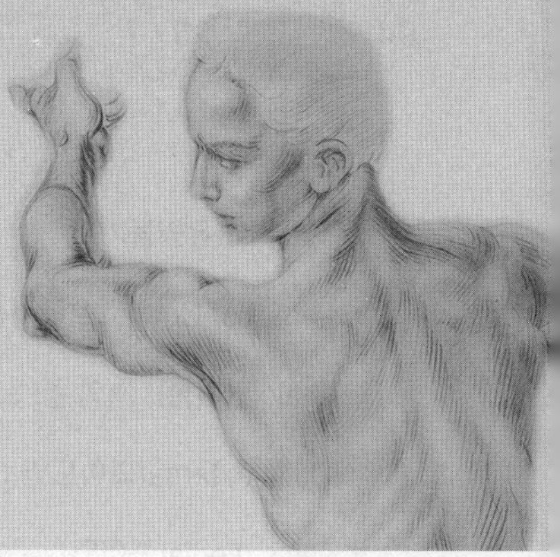

귀
Ears

학습목표

1. 귀의 구조물들과 그 기능에 대해 학습한다.

2. 청력, 귀의 외부 구조물, 검이경을 사용한 고막 검진 방법을 학습한다.

3. 사정 결과를 적절한 용어를 사용하여 정확히 기록할 수 있다.

학습내용

Jarvis, *Physical Examination and Health Assessment*, 8th ed., Chapter 16, pp.317~344.

Cunningham, L.L., & Tucci, D. L. (2017). Hearing loss in adults. *N Engl J Med*, *377*(25), 2464~2473.

임경춘 외(2020), 건강사정 8판, Chapter 13, pp.223~244.

용어

참고문헌의 내용을 학습한 후 다음 용어를 공부한다. 단어에 대한 오른쪽의 정의와 정확한 개념을 크게 말한다.

- **Annulus(섬유륜):** 고막을 두르고 있는 바깥 섬유성 환
- **Atresia(폐쇄증):** 이도 폐쇄 또는 선천성 기형
- **Cerumen(귀지):** 이도를 보호하고 윤활 역할을 하는 노랗고 끈끈한 물질
- **Cochlea(와우):** 중심 청각기관을 보유하는 내이 구조물
- **Eustachian tube(유스타키오관):** 공기가 통하는 비인두와 중이를 연결하는 부위
- **Helix(이륜):** 귓바퀴의 상 · 후면에 있는 다양한 둘레
- **Incus(침골):** 중이에 있는 3개의 이소골 중 가운데 있는 '모루뼈'
- **Malleus(추골):** 중이에 있는 3개의 이소골 중 첫 번째 '망치뼈'

- **Mastoid(유양돌기)**: 귀 바로 뒤에 있는 두개골의 두드러진 뼈
- **Organ of Corti(코르티기관)**: 청각 기관
- **Otalgia(이통)**: 귀의 통증
- **Otitis externa(외이도염)**: 외이와 외이도의 염증
- **Otitis media(중이염)**: 중이와 고막의 염증
- **Otorrhea(이루)**: 귀에서의 분비물
- **Pars flaccida(이완부)**: 작고 느슨한 고막의 상부 영역
- **Pars tensa(긴장부)**: 두껍고 팽팽한 고막의 중간, 하부 영역
- **Pinna(이개)**: 귓바퀴 또는 외이
- **Stapes(등자골)**: 중이에 있는 3개의 이소골 중 안쪽에 있는 '등자뼈'
- **Tinnitus(이명)**: 귀의 울림 현상
- **Tympanic membrane(고막)**: '귀청', 얇고 투명한 타원형의 막으로 이도를 가로질러 뻗어 있고 중이와 외이를 구분함
- **Umbo(제부)**: 고막을 통해 보이는 추골의 튀어나온 면
- **Vertigo(현훈)**: 회전하고 빙빙 도는 느낌

학습지침

참고문헌과 시청각 자료의 내용을 학습한 후 다음 질문에 답하시오.

1. 중이의 3가지 기능을 나열하시오.

2. 2가지 듣기 경로를 대조하며 설명하시오.

3. 청력 상실(heating loss)에는 여러 유형이 있는데, 그 차이점을 설명하고 각각의 예를 드시오.

4. 영아에게 호발하는 중이염을 해부학적 위치와 관련하여 기술하시오.

5. 아래의 청력 검진 방법을 설명하시오.

속삭임검사 ______

웨버(Weber)검사 ______

린네(Rinne)검사 ______

6. 어린이의 정상적인 귀 위치를 설명하시오.

7. 이경화(otosclerosis)와 노인성 난청(presbycusis)을 정의하시오.

8. 성인과 영아에게 이경을 사용할 때, 이도를 똑바르게 펴는 동작이 어떻게 다른지 비교하시오.

9. 외이에 나타날 수 있는 다음과 같은 결절의 형태에 대해 설명하시오.

다윈결절 ______

피지낭종 ______

통풍결절 ______

연골염 ______

켈로이드 ______

암 ______

10. 고막의 외양에 대한 다음의 설명이 제시하는 질병상태를 나열하시오.

노란 호박색 ______________________

진줏빛 회색 ______________________

공기액체층 ______________________

빛이 비뚤어져서 반사됨 ______________________

붉은색 ______________________

하얀 부분이 밀집됨 ______________________

타원형의 어두운 색 부분들 ______________________

고막의 흑백의 반점들 ______________________

청색 고막 ______________________

11. 속삭임검사, 웨버(Weber)검사, 린네(Rinne)검사에서 일반적으로 나타날 수 있는 결과를 설명하시오.

청각 전도성 상실 ______________________

감각신경성 상실 ______________________

12. 다음 그림의 표시된 곳에 명칭을 쓰시오.

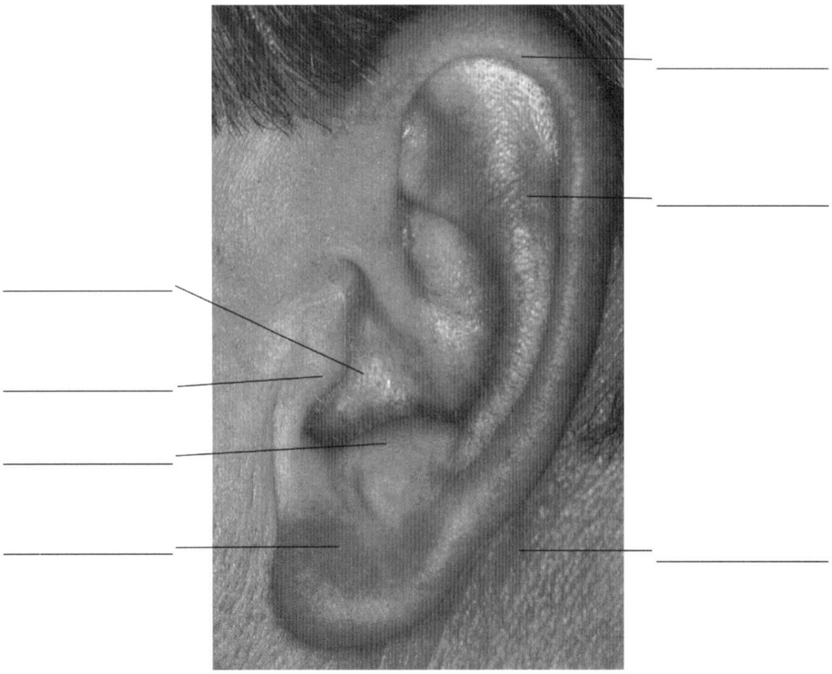

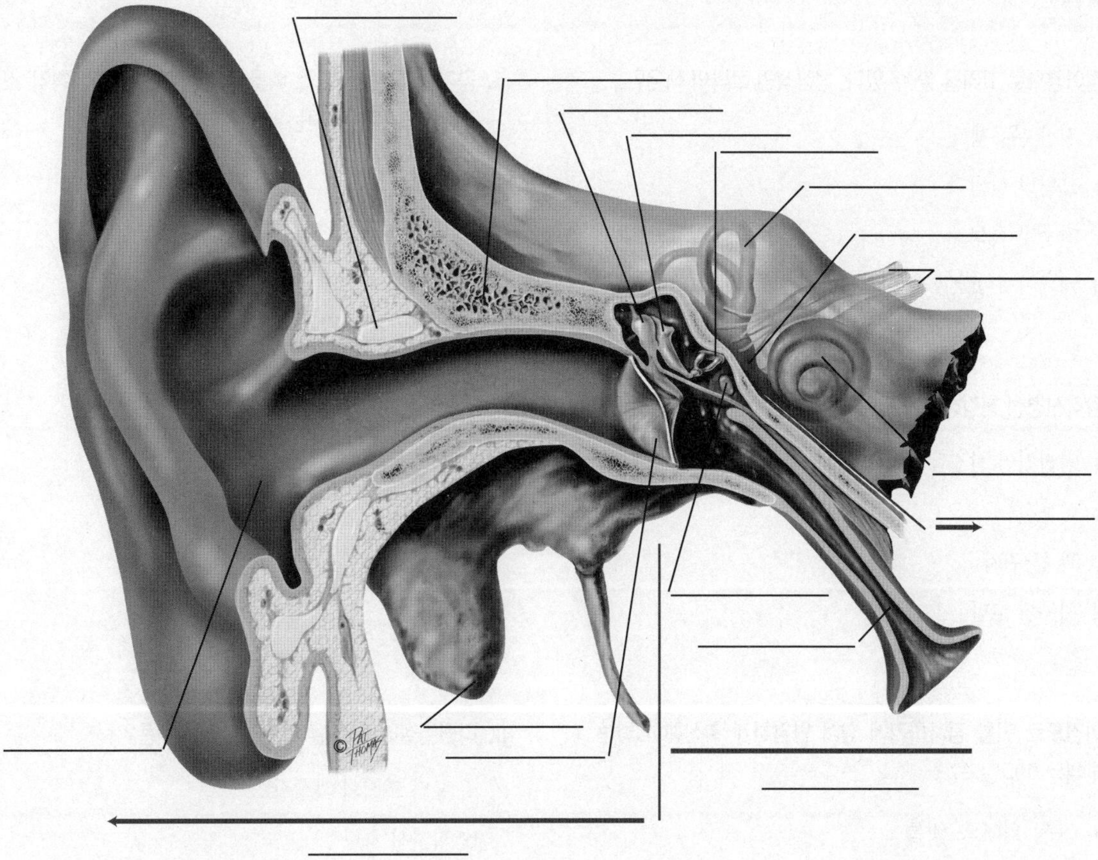

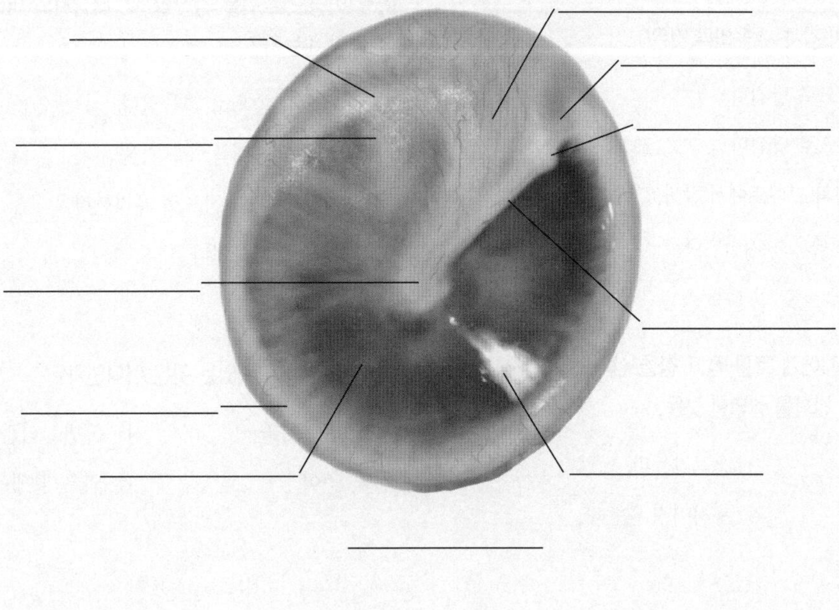

학습문제

1. 검이경으로 고막을 볼 수 있다. 정상적인 고막의 색은?

a. 진한 분홍색
b. 크림빛 흰색
c. 진줏빛 회색
d. 개개인의 민족성에 의존한다.

2. 감각신경성 청각상실과 관련되는 것은?

a. 점진적인 신경감퇴
b. 이물질
c. 꽉 찬 귀지
d. 천공된 고막

3. 이경으로 귀를 검사하기에 앞서 민감하게 촉진해야 하는 부위는 어디인가?

a. 이륜, 외이도, 귓불
b. 유양돌기, 고막, 추골
c. 이개, 이완부, 대이주(antitragus)
d. 이개, 이주, 유양돌기

4. 3세 미만 유아의 귀 검사 시 올바른 것은?

a. 이개를 후상방으로 당긴다.
b. 이개를 후하방으로 당긴다.
c. 이개가 있던 위치 그대로에서 살짝, 그러나 꼭 잡는다.
d. 머리를 검진자 쪽으로 기울인다.

5. 이경검사 시 대상자에게 코를 잡고 침을 삼켜보라고 지시했다. 이때 고막의 변화를 설명한 것은?

a. 떨린다. b. 오그라든다.
c. 부푼다. d. 움직이지 않는다.

6. 공기를 통한 전도와 뼈를 통한 전도 사이의 청각 소실을 구분하기 위한 검사는 무엇인가?

a. 웨버검사
b. 롬베르그검사
c. 린네검사
d. 속삭임검사

7. 성인의 귀 검진 시 이개를 잡아당기는 방향은?

a. 전하방으로
b. 후하방으로
c. 후상방으로
d. 전상방으로

8. 다윈결절에 대해 올바르게 설명한 것은?

a. 흉터 조직의 과성장
b. 피지선 차단
c. 'tophi'라고 불리는 통풍결절
d. 이륜에 통증이 없고 선천적으로 생기는 혹

9. 검이경으로 귀를 검진할 때, 대상자의 머리는 어떻게 위치해야 하는가?

a. 검진자 쪽으로 기울인다.
b. 검진자 반대쪽으로 기울인다.
c. 가능한 한 수직으로 유지한다.
d. 아래로 기울인다.

10. 청각 수용기가 있는 곳은 어디인가?

a. 전정기관 b. 세반고리관
c. 중이 d. 와우/달팽이관

11. 현기증의 원인은 무엇인가?

a. 중이염

b. 세반고리관의 병리적 이상

c. 달팽이관의 병리적 이상

d. 4번 뇌신경의 손상

12. 전도성 청각상실의 일반적인 이유는 무엇인가?

a. 꽉 찬 귀지

b. 급성 류마티스성 열

c. 뇌졸중

d. 외이염

13. 린네검사 시 2 대 1 비율이 의미하는 것은 무엇인가?

a. 두 귀에서 소리가 들리는 크기

b. 공기를 통한 전도와 뼈를 통한 전도에 의한 소리가 각각 멈춘다고 대상자가 느끼는 시간의 길이

c. 대상자와 검진자가 각각 소리를 더 이상 듣지 못할 때까지의 시간의 길이

d. 검진자가 대상자의 소리를 듣는 시간보다 2배 이상으로 듣는 것

14 고막검사 시 급성 화농성 중이염임을 나타내는 것은?

a. 대광반사 소실, 푸른색의 고막, 타원형의 검게 변한 부분

b. 대광반사 소실, 붉게 변한 고막, 부은 고막

c. 고막에 타원형의 검게 변한 영역 있음

d. 오그라든 고막, 경계부는 많이 튀어나옴

15. 젊은 성인 여성을 검사하는데, 그녀의 고막이 노란색이었다. 이는 무엇을 나타내는가?

a. 중이에 혈청(serum)이 있을 것이다.

b. 중이에 피가 몰린 것이다.

c. 고막이 감염되었다.

d. 황달이 있을 것이다.

16. 급성 중이염의 예방법에 포함되는 내용은 무엇인가?

a. 고무 젖꼭지(pacifier) 사용

b. 단체 주간 간호 확대

c. 모유수유 피하기

d. 집과 차에서의 흡연 중단

실습

귀 사정을 실습할 준비가 되었다. 실습의 목적은 동료를 대상으로 하여 단계별로 귀 검사 방법을 익히는 것이다.

검이경의 사용은 검안경 사용보다 쉬울 것이다. 기구는 반드시 정확하게 잡아야 한다. 검이경을 '위쪽을 아래로' 잡는 것은 처음에는 이상하게 생각되겠지만, 이경 사용법은 약한 이도에 통증을 주지 않는 것이 가장 중요함을 명심해야 한다. 기구를 삽입하기 전에 제대로 기구를 잡고 있는 것인지 교정을 받는다.

실습목적

1. 귀의 증상 및 징후와 관련된 건강력을 수집한다.

2. 정상적인 외이와 외이도의 모양을 기술한다.

3. 검이경 검진의 정확한 방법을 시범보이고 설명한다.

4. 청력 검사를 설명하고 수행한다.

5. 정상 고막의 위치, 색깔, 경계 지표를 체계적으로 묘사한다.

6. 신체검진과 건강력 결과를 정확히 기록하고, 건강상태를 사정하며 간호계획을 수립한다.

지침

검진 장소와 기구를 준비한다. 검이경의 불빛은 밝고 전지가 새 것인지 확인한다. 손을 씻는다. 동료에게 실습실에서 검진 방법을 연습한다. 검진 소견을 주어진 양식에 기록한다.

실습활동 – 귀 검진

- 다음 양식에 따라 친구나 가족 중 한 사람을 선택하여 전반적인 조사를 실시한다.
- 검진 결과, 비정상으로 판단된 사정 결과는 빨간색으로 밑줄을 긋고 그 이유를 설명한다.

대상자 이름 ______________ 나이 ________ 성별 ________ 직업(과거/현재) ____________________

검진자 이름 ______________ 검진일시 ____

I. 건강력

	없다	있다(있다면 상태를 쓰시오)
1. 귀에 통증을 느끼는가?		
2. 귀에 감염이 있는가?		
3. 귀에 분비물이 있는가?		
4. 청력상실이 있는가?		
5. 가정이나 직장에서 소음을 경험하나?		
6. 귀속이 울리거나 바스락거리는 소리를 느끼는가?		
7. 현훈(vertigo)을 느껴본 적이 있는가?		
8. 귀의 청결을 위해 어떤 방법을 사용하는가?		
9. 큰 소리에 노출되거나 수영할 때 보호장비를 사용하는가?		

II. 신체검진

A. 외이의 시진 및 촉진

크기와 모양 ____

피부상태 ____

압통 ____

외이도 ____

B. 검이경을 사용한 시진

외이도 ____

고막:

색과 특성 ____

위치 ____

고막의 상태(팽륜, 퇴축, 천공 여부) ______________________________

C. 청력 검사

Whispered voice test ____

Weber test ____

Rinne test ____

SOAP 양식으로 사정 결과를 요약한다.

Subjective (병원 방문 이유, 건강력)

Objective (신체검진 소견)

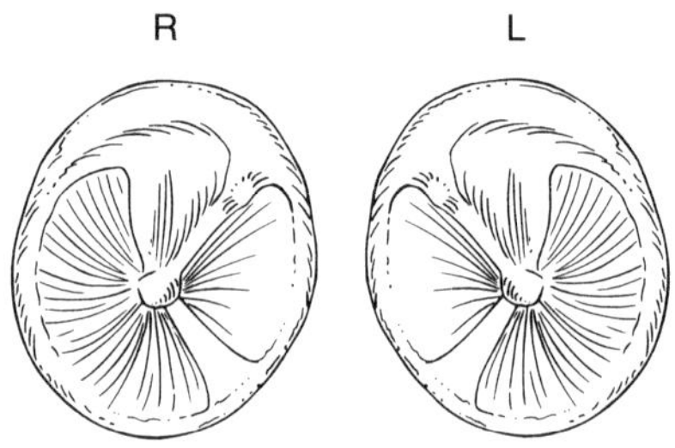

Assessment (문제의 사정, 진단)

Plan (진단적 평가, 추후 관리, 교육)

CHAPTER

11

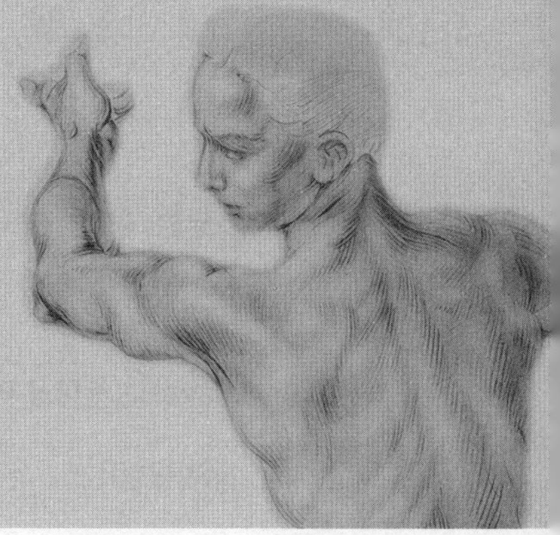

코, 입, 인후
Nose, Mouth, and Throat

학습목표

1. 코, 입, 인후의 구조와 기능에 대해 학습한다.

2. 코, 입, 인후를 시진하고 촉진하는 방법에 대해 학습한다.

3. 사정 결과를 적절한 용어를 사용하여 정확히 기록할 수 있다.

학습내용

Jarvis, *Physical Examination and Health Assessment*, 8th ed., Chapter 17, pp.345~376.

Van Schayk, O. C. P., Williams, S,, Barchiolon, V., et al. (2017). Treating tobacco dependence: guideance for primary care on life-saving interventions. *NPJ Prim Care respir Med*, *27*(1), 38, doi:10.1038/s41533-017-0039-5.

임경춘 외(2020), 건강사정 8판, Chapter 14, pp.245~271.

용어

참고문헌의 내용을 학습한 후 다음 용어를 공부한다. 단어에 대한 오른쪽의 정의와 정확한 개념을 크게 말한다.

- **Aphthous ulcers(아프타성 구내염):** '아구창(canker sores)', 구강 점막에 생기는 원인 불명의 작고 통증이 있는 원형의 궤양
- **Buccal(볼의, 협측):** 뺨의 안쪽
- **Candidiasis(칸디다증):** 표재성 진균감염으로 뺨 점막에 희고 치즈 같은 덩어리가 붙은 것처럼 보임
- **Caries(충치, 우식):** 치아가 썩음

- **Crypts(소낭성, 음와):** 편도선의 표면이 움푹 들어감
- **Cheilitis(구순염):** 입 가장자리에 붉고 벗겨진, 얕은 통증이 있는 열창
- **Choanal atresia(후미공 폐쇄증):** 비강과 인두 사이가 골성 또는 막성 폐쇄로 막힌 선천적인 기형
- **Epistaxis(비출혈):** 코의 출혈, 보통 전방 중격에서 발생
- **Epulis(치은종):** 잇몸에 생기는 압통이 없는 섬유성 결절
- **Fordyce's granules(Fordyce 과립):** 구강 점막의 작고 고립된, 희거나 노란 구진
- **Gingivitis(치은염):** 잇몸에서 쉽게 피가 나며 붉게 부은 상태
- **Herpes simplex(단순포진):** 단순포진 바이러스에 의한 감염. 기저면이 붉고 맑은 액의 수포, 농포로 변함. 흔히 입술에 잘 생김
- **Koplik's spots(코플릭 반점):** 혀나 입천장(구개)의 점막에 생기고, 가운데는 푸르고 흰, 작고 붉은 반점, 홍역의 초기 증상
- **Leukoplakia(백반, 백반증):** 혀의 측면에 생기는 약간 도드라진 경계가 뚜렷하며, 두껍고 하얀 반점으로 암의 전단계
- **Malocclusion(부정교합, 폐색부전):** 상악과 하악의 치아가 비정상적으로 만나는 것
- **Papillae(유두):** 혀의 표면에 돋아 있는 작은 돌기
- **Parotid glands(이하선):** 외이 앞의 볼 안쪽에 있는 한 쌍의 침샘
- **Pharyngitis(인두염):** 인후통을 동반하는 인후의 감염이나 염증
- **Plaque(플라크):** 치아 표면에 부착된 부드럽고 흰 이물질
- **Polyp(폴립, 용종):** 만성 비염으로 인해 비강에 생기는 매끈하고 창백한 회색 결절
- **Rhinitis(비염):** 비점막의 붉게 부어오른 염증
- **Thrush(아구창):** 신생아 구강점막의 칸디다증. 감염된 구강점막이나 혀에 크림 같은 하얀색의 반점이 생기는 것이 특징
- **Turbinate(비갑개):** 비강 안의 3개의 뼈 돌출부 중의 하나
- **Uvula(목젖, 구개수):** 연구개의 뒤쪽 경계부 중앙에 달려 있는 작은 조직

학습지침

참고문헌과 시청각 자료의 내용을 학습한 후 다음 질문에 답하시오.

1. 코의 기능에 대해 기술하시오.

2. 비강의 크기와 구성요소에 대해 기술하시오.

3. 부비동의 4가지 종류를 나열하고 각각의 기능을 기술하시오.

4. 3쌍의 침샘의 위치와 개구부 위치를 나열하시오.

5. 중년 또는 노인의 치아 소실에 따른, 남아 있는 부정교합 치아로 씹을 때의 결과에 대해 기술하시오.

6. 비중격 만곡과 중격 천공의 외양에 대해 기술하시오.

7. Torus palatinus(구개융기)의 외관에 대해 기술하고 중요성에 대해 설명하시오.

8. 편도의 크기에 따른 4등급 척도를 기술하시오.

9. 비갑개와 비용종 간의 특징을 대해 설명하고 비교하시오.

※ 다음 그림의 표시된 곳에 명칭을 쓰시오.

비강

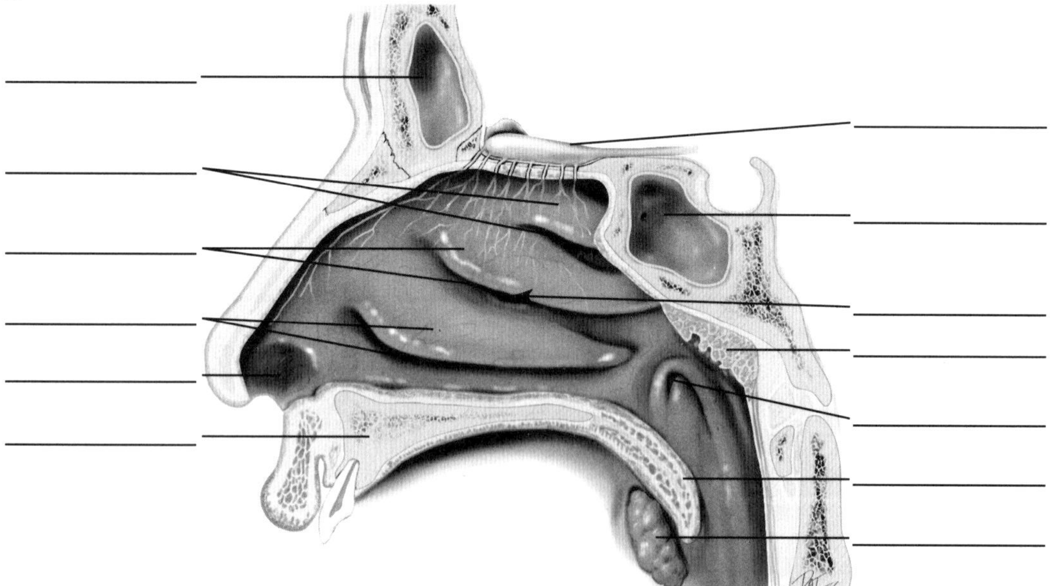

코

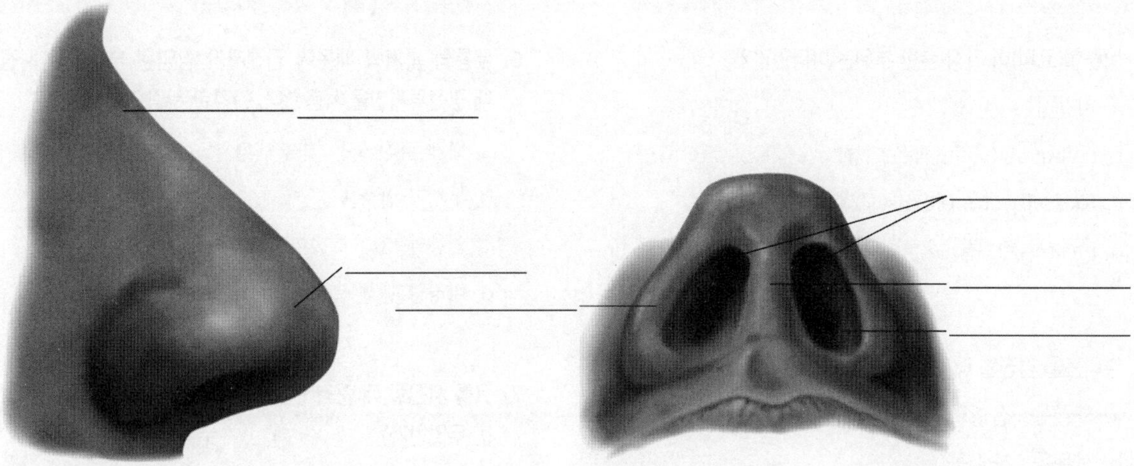

입

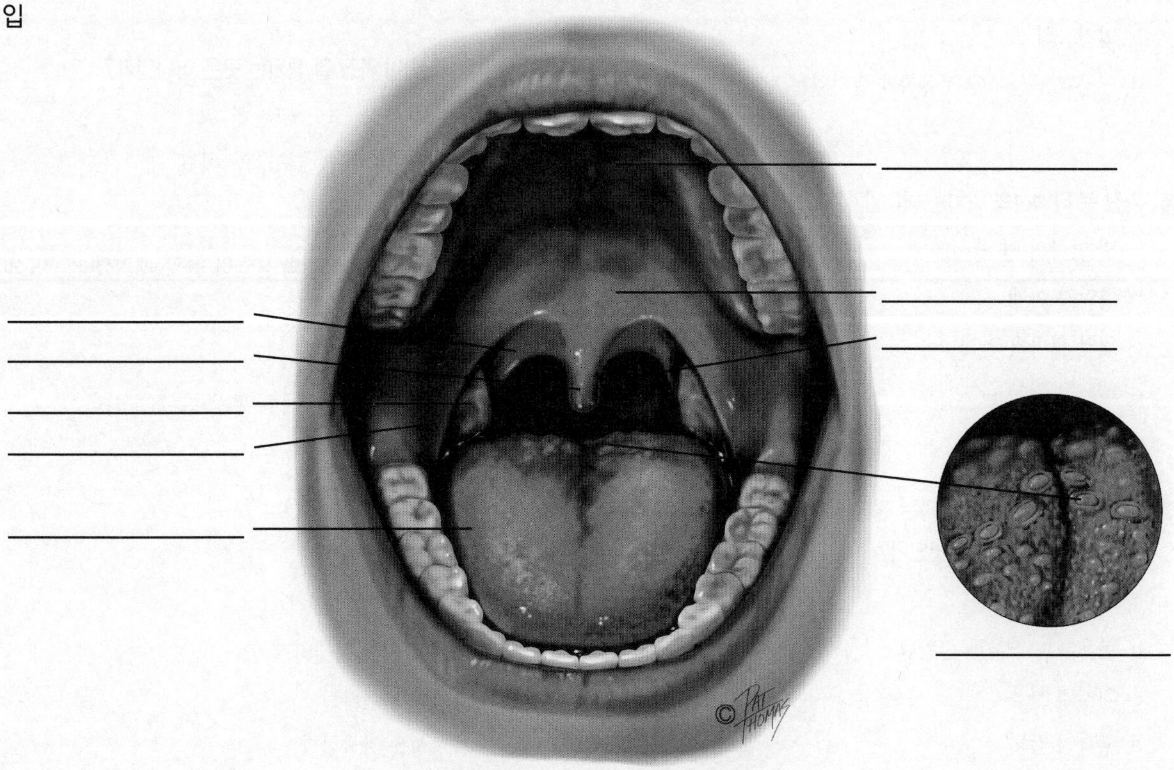

학습문제

1. 비출혈(코피)이 가장 흔한 부위는 어디인가?

a. 비갑개

b. columella(축주, 작은 기둥)

c. Kiesselbach's plexus(모세혈관총)

d. meatus(관, 길)

2. 부비동을 검진할 때 접근이 가능한 곳은 어디인가?

a. 사골동, 접형골동

b. 전두동, 사골동

c. 상악동, 접형골동

d. 전두동, 상악동

3. Frenulum(소대)은 무엇인가?

a. 입안 바닥에서 혀로 연결되는 조직의 중간 주름

b. 구강의 앞쪽 경계

c. 입천장의 궁

d. 연구개 중간부에 자유롭게 달려있는 것

4. 가장 큰 타액선의 위치는 어디인가?

a. 귀 앞쪽의 뺨 안

b. 하악각 아래

c. 입안 혓바닥 아래

d. 혀의 기저부

5. 70세 여성이 입이 마르다는 불평을 하고 있다. 이 문제의 가장 빈번한 원인은 무엇인가?

a. 노화과정

b. 복용하는 약물과 관련됨

c. 의치의 사용

d. 후각의 감퇴

6. 두통의 과거력 때문에 검진자가 감염된 부비동을 사정할 때 광선투시법을 사용한다. 건강한 사람의 소견은?

a. 넓게 퍼진 붉은 빛을 낸다.

b. 투시가 안 된다.

c. 인종에 따라 소견이 다르다.

d. 비경을 통해 코 안에서 빛을 볼 수 있다.

7. 코를 시진할 때 중격 편위가 관찰되었다. 가장 적절한 행위는 무엇인가?

a. 이비인후 전문가에게 의뢰한다.

b. 흡입이 필요한 경우, 진료기록지에 편위(de-viation)를 기록한다.

c. 만약 비출혈이 일어날 경우, 무엇을 해야 할지를 가르친다.

d. 용종들은 흔히 중격 편위를 동반하기 때문에 더 자세히 조사한다.

8. 구강암(악성)이 가장 잘 생기는 곳은 어디인가?

a. 연구개　　b. 혀 위

c. 볼 점막 안　　d. 혀 아래

9. 임상기록지에 편도 크기의 등급이 3+로 매겨졌다. 편도의 상태는 어떠한가?

a. 볼 수 있다.

b. 편도표피(모낭)와 구개수(목젖)의 중간 사이

c. 구개수(목젖)에 닿음

d. 서로 닿아 있음

10. 비갑개의 기능은 무엇인가?

a. 흡입된 공기를 따뜻하게 한다.

b. 냄새를 구별한다.

c. 눈물형성을 자극한다.

d. 두개골의 무게를 가볍게 한다.

11. 성인의 이하선(stensen's duct)의 맞은편에 있는 것은?

a. 아래 제2어금니(molar)

b. 아래 앞니(incisor)

c. 위 앞니

d. 위 제2어금니

12. 비용종은 다음의 3가지 이유로 인해 비갑개와 구별된다. 이유 중에 잘못된 것은?

a. 용종은 고도로 혈관이 발달되어 있다.

b. 용종은 움직일 수 있다.

c. 용종의 색은 창백한 회색이다.

d. 용종은 압통이 없다.

13. 검진자가 혀를 검진할 때 반드시 해야 할 일은 무엇인가?

a. 혀 밑의 U자형 부위를 촉진한다.

b. 혀의 청색증을 점검한다.

c. 설압자를 이용해 혀를 들어올린다.

d. 대상자에게 '아' 소리를 내도록 하여 중앙선이 올라가는지 확인한다.

14. 75세 대상자의 구강을 사정할 때, 정상적으로 나타날 수 있는 증상은 무엇인가?

a. 잇몸 비대

b. 침 생산 증가

c. 냄새 식별 능력 감소

d. 가늘어지고 덜 두드러진 코털

실습

이제 코, 입, 인후 검진을 실습할 준비가 되었다. 실습목적은 실습실에서 동료에게 또는 임상에서 대상자에게 전체적인 검진을 연습하기 위해서이고, 다음에 설명하는 것들을 알기 위함이다.

실습목적

1. 코의 외양을 시진한다.

2. 검이경 사용법과 비강의 구조를 관찰하는 방법을 시범 보인다.

3. 입과 인두의 구조를 시진하고 촉진하는 동안 감염관리 실무 지식을 시범 보인다.

4. 건강력과 신체검진 결과를 정확하게 기록하고, 건강상태를 사정하며 간호계획을 수립한다.

지침

검진 장소와 기구를 준비한다. 손을 씻는다. 동료에게 실습실에서 검진을 연습한다. 검진 소견은 주어진 양식에 기록한다.

실습활동 – 코, 입, 인후 검진

- 다음 양식에 따라 친구나 가족 중 한 사람을 선택하여 전반적인 조사를 실시한다.
- 검진 결과, 비정상으로 판단된 사정 결과는 빨간색으로 밑줄을 긋고 그 이유를 설명한다.

대상자 이름 ______________ 나이 ________ 성별 ________ 직업(과거/현재) ______________________

검진자 이름 ______________ 검진일시 ______________________________________

I. 건강력

A. 코

	없다	있다(있다면 상태를 쓰시오)
1. 콧물 증상이 있는가? 색깔과 농도는?		
2. 감기에 자주 또는 심하게 걸리는가?		
3. 부비동의 통증이나 부비동염이 있는가?		
4. 코에 외상이나 손상이 있는가?		
5. 코피를 흘리나? 얼마나 자주?		
6. 알레르기나 고초열이 있는가?		
7. 후각의 변화가 있는가?		

B. 입, 인후

	없다	있다(있다면 상태를 쓰시오)
1. 입과 혀에 궤양이 있는가?		
2. 인후통이 있는가? 얼마나 자주?		
3. 잇몸에 출혈이 있는가?		
4. 치통은?		
5. 쉰 목소리, 목소리의 변화가 있는가?		
6. 연하곤란이 있는가?		
7. 미각의 변화가 있는가?		
8. 흡연을 하는가? 하루에 얼마나?		
9. 술을 마시나? 주 몇 회? 기회가 있을 때?		
10. 비강 스프레이를 사용하는가?		
금지된 약물을 코에 사용하는가?		
11. 구취가 있는가? 평소 치아관리는?		

II. 신체검진

준비물: 펜라이트(Pen light), 비경(Nasal speculum)

A. 코의 시진과 촉진

대칭성 ____

기형, 비대칭성, 염증 ______________________________

코의 개방성 검사 ______________________________

비경을 사용하여 관찰 및 기록:

비점막의 색 ______________________________

분비물, 이물질 ______________________________

중격: 편위, 천공, 출혈 ______________________________

갑개: 색, 부종, 삼출물, 용종 ______________________________

B. 부비동의 촉진과 타진

전두동 ______________________________

상악동 ______________________________

광선투시법(필요하면)

C. 입의 시진

입술 ______________________________

치아와 잇몸 ______________________________

구강점막 ______________________________

구개와 구개수 ______________________________

혀 ______________________________

D. 인후의 시진

편도선: 상태와 등급 ______________________________

인두의 벽 ______________________________

호흡 시 냄새(구취) ______________________________

- 다음 그림의 표시된 곳에 명칭을 쓰시오.

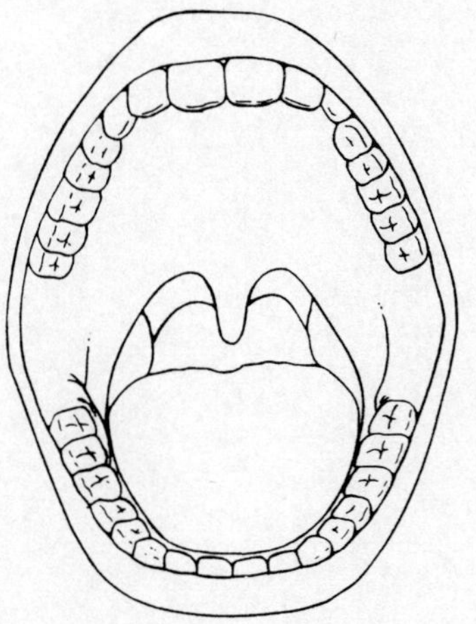

SOAP 양식으로 사정 결과를 요약한다.

Subjective (병원 방문 이유, 건강력)

Objective (신체검진 소견)

Assessment (문제의 사정, 진단)

Plan (진단적 평가, 추후 관리, 교육)

CHAPTER

12

유방과 주위 림프관
Breasts and Regional Lymphatics

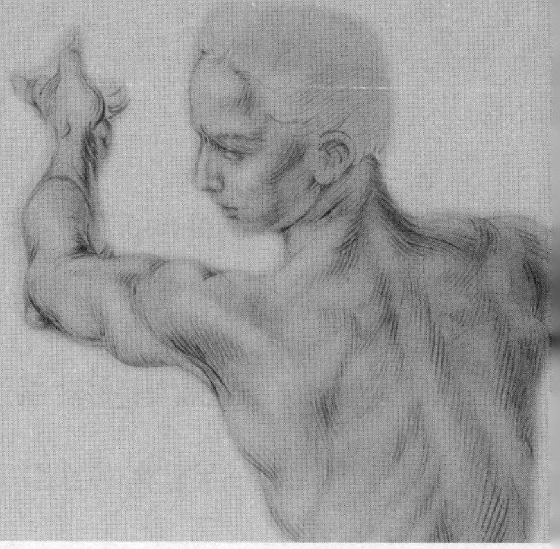

학습목표

1. 유방의 구조와 기능에 대해 학습한다.
2. 유방을 검진하는 방법과 이론적 근거를 익힌다.
3. 사정 결과를 적절한 용어를 사용하여 정확히 기록할 수 있다.
4. 유방자가검진 방법을 가르칠 수 있다.

학습내용

Jarvis, *Physical Examination and Health Assessment*, 8th ed., Chapter 18, pp.377~404.

Smania, M. (2017). Evaluation of common breast complaints in primary care. *Nurse Pract*, *42*(10), 9~16.

임경춘 외(2020), 건강사정 8판, Chapter 15, pp.273~296.

용어

참고문헌의 내용을 학습한 후 다음 용어를 공부한다. 단어에 대한 오른쪽의 정의와 정확한 개념을 크게 말한다.

- **Alveoli(유선포)**: 유선의 최소 구조 단위
- **Areola(유륜)**: 유두 주위의 어두운 부분
- **Colostrum(초유)**: 묽은 노란색의 액체, 분만 후 며칠 동안 분비되는 모유의 전구물질
- **Cooper's ligaments(쿠퍼인대)**: 안쪽 가슴 표면부터 흉벽 근육에까지 연결되는 섬유성 밴드
- **Fibroadenoma(섬유선종)**: 유방의 양성종양
- **Galactorrhea(유즙분비증)**: 모유 수유 사이 혹은 수유를 중단하여도 흰색 유즙이 계속적으로 분비되는 것
- **Gynecomastia(여성형 유방)**: 남자의 한쪽 또는 양쪽의 유방이 비대해지는 현상

- Intraductal papilloma(**관내유두종**): 혈액이 섞인 유두의 분비물
- Inverted(**함몰된**): 유두가 눌리거나 안쪽을 향한
- Lactiferous(**젖분비의, 유즙을 분비하는**): 모유를 생산하거나 운반하는
- Mastitis(**유방염, 유선염**): 유방의 염증상태
- Montgomery's glands(**몽고메리선**): 유방의 유륜 부위에 있는 작은 피지선. 수유기에 보호용 지질 분비
- Paget's disease(**파제트병**): 유방의 악성종양
- Peau d'orange(**피부부종, 오렌지 껍질 같은 피부**): 부종으로 인해 유방의 외양이 오렌지 껍질 같음
- Retraction(**퇴축, 후퇴**): 피부의 주름 또는 함몰된, 퇴축하고 있는 상태
- Striae(**선, 선조**): 임신, 급작스런 체중 증가 혹은 사춘기 동안의 빠른 성장으로 인해 가슴에 생긴 위축된 분홍색, 보라색 또는 흰색 줄
- Supernumerary nipple(**과잉 유두**): 태생기의 유선을 따라 여러 개의 유두가 발달한 것
- Tail of Spence(**스펜스 꼬리**): 겨드랑이로 이어지는 유방조직의 연장
- Thelarche(**유방발육증**): 사춘기 이전에 유방발육의 시작

학습지침

참고문헌과 시청각 자료의 내용을 학습한 후 다음 질문에 답하시오.

1. 유방 검진과 관련하여 물어보기 위해 적절한 건강력 질문들을 확인하시오.

2. 유방의 해부학적 구조에 대해 기술하시오.

3. 정상적 발달 단계에 있는 여성의 유방 변화에 대해 서술하시오.

4. 유방검진의 구성요소를 기술하시오.

5. 유방자가검진 교육 내용을 열거하시오.

6. 과잉(supernumerary) 유두/유방의 의미를 설명하시오.

7. 여성과 남성의 검진 절차와 소견을 구별하시오.

8. 유방에서 발생할 수 있는 병리적 변화를 논의하시오.

양성 유방질환 ______________________________

농양 ______________________________

급성 유방염 ______________________________

섬유선종 ______________________________

암 ______________________________

Paget's disease(파제트병, 변형성 골염) ______________________________

9. 유방에서 덩어리 발견 시 고려해야 할 특성에 대해 기술하시오.

10. 여성형 유방에 대해 정의하시오.

11 유방 병소의 진단을 위해 사용되는 추가적인 진단 기술을 들어보시오.

12. 유방암의 위험을 증가시키는 고위험 요인 또는 중등도 위험 요인을 기술하시오.

■ 다음 그림의 표시된 곳에 명칭을 쓰시오.

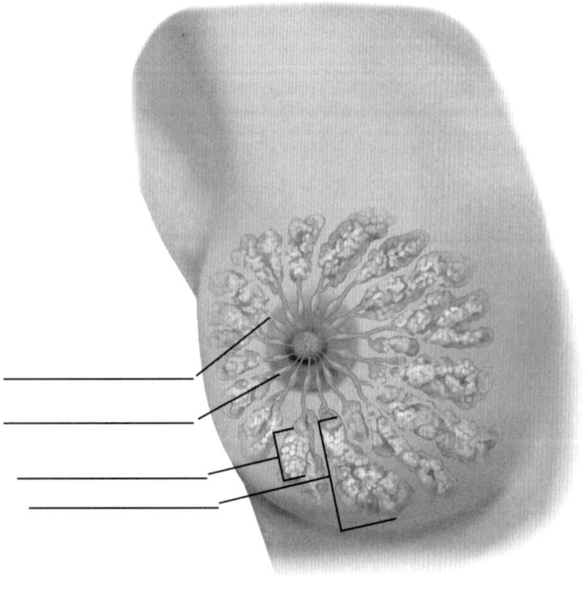

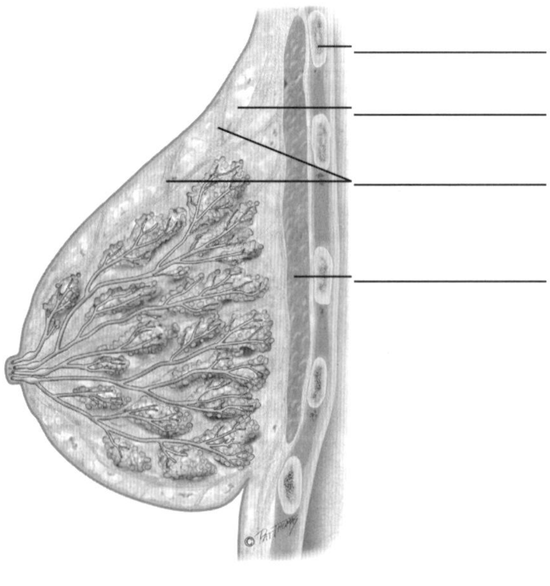

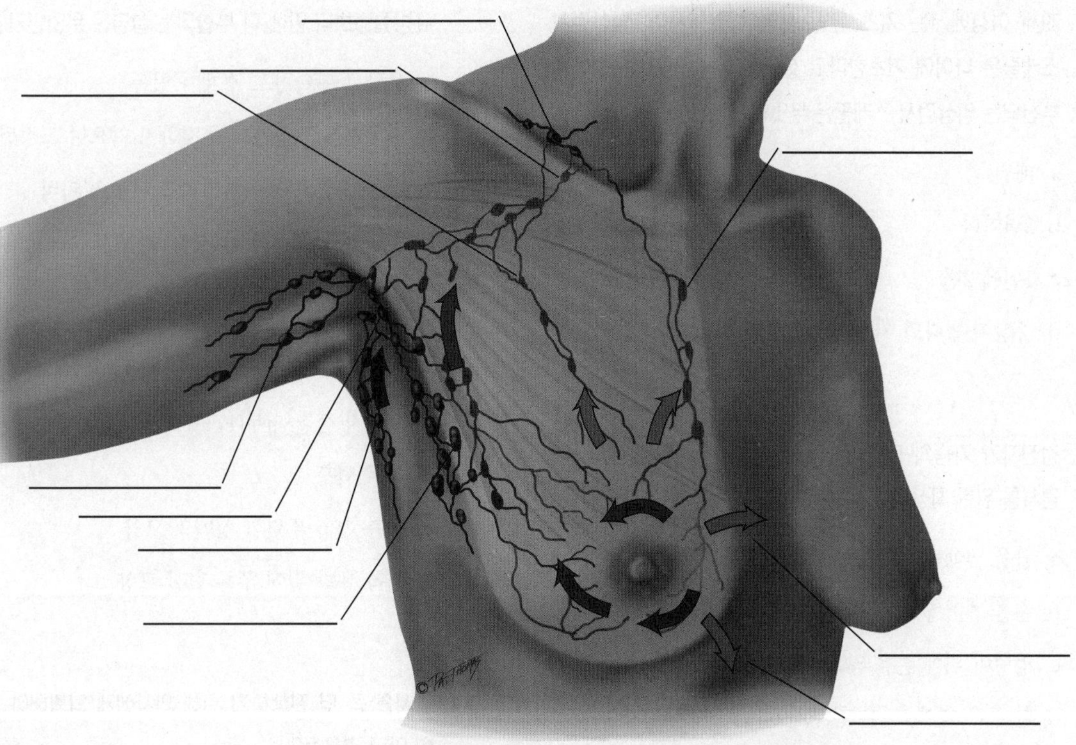

화살표는 림프 흐름의 방향을 나타낸 것이다.

학습문제

1. 유방에 모유를 저장하는 곳은 어디인가?

a. 소엽

b. 유선포(alveoli)

c. 몽고메리선

d. 유선관동/젖샘관 팽대(lactiferous sinuses)

2. 유방 종양의 가장 흔한 위치는 어디인가?

a. 4분원의 위쪽 안

b. 4분원의 위쪽 밖

c. 4분원의 아래쪽 안

d. 4분원의 아래쪽 밖

3. 학교 신체검사 중 13세 여성이 자신의 유방 비대칭성에 대해 질문하였다. 적절한 대답은 무엇인가?

a. "성장 동안 한쪽 유방이 다른 한쪽보다 더 빨리 자랄 수 있다."

b. "유방 X선 촬영을 하도록 의뢰하겠다."

c. "나이가 더 들어 섬유낭성 질환(fibrocystic disease)이 생길 가능성이 있다."

d. "호르몬의 불균형으로 나타날 수 있다. 6개월 안에 다시 검사한다."

4. 유방자가검진 교육 시 유방자가검진을 시도하는 가장 적절한 시기가 언제라고 알려줄 것인가?

a. 월경 시작 시 b. 월경주기의 14일째

c. 월경주기의 4~7일째 d. 월경 바로 전에

5. 38세 여성이 처음으로 병원에 방문하였다. 검진자는 35~39세 여성에게는 기초 유방 촬영이 권해지며, 임상검사 스케줄은 나이에 기초한다고 설명한다. 40~49세 여성에게 추천되는 임상검사 스케줄은 무엇인가?

a. 매년

b. 2년마다

c. 1년에 2번

d. 증상이 없다면 기초 임상검사만 필요

6. 검진자가 가슴의 퇴축(retraction)을 시진하려고 한다. 이 검사를 위한 최상의 자세는 무엇인가?

a. 팔을 옆에 붙인 채 눕는다.

b. 손을 뻗어 앞으로 기울인다.

c. 엉덩이 위에 손을 얹고 앉는다.

d. 한 손은 옆에, 다른 한 손은 올린다.

7. 양손촉진법은 주로 어떤 여성에게 적용되는가?

a. 임신 여성

b. 의료진에 의해 처음 유방검사를 하는 사람

c. 늘어진 유방을 가진 여성

d. 자가검진을 통해 유방의 변화를 느낀 여성

8. 70세 남성을 검진한 결과, 여성형 유방이 발견되었다. 검진자는 무엇을 해야 하는가?

a. 생검을 의뢰한다.

b. 유방 X선 촬영을 의뢰한다.

c. 부작용으로 여성형 유방을 일으키는 약물을 복용 중인지 확인한다.

d. 검사를 진행한다. 이는 노화의 정상적인 변화이다.

9. 유방검진 동안 덩어리를 발견하였다. 아래 보기 중 양성 유방질병보다 암에 더 부합되는 설명은 무엇인가?

a. 둥글고 단단하고 경계가 있음

b. 불규칙하고 경계가 뚜렷하지 않으며 고정됨

c. 탄성이 있고 움직이며 부드러운 덩어리

d. 결절이 있고 명확한 경계, 피부가 쑥 들어감

10. 임신한 여성의 유방검진 시 기대되는 소견은 무엇인가?

a. 오렌지 껍질 피부(Peau d'orange)

b. 유두 퇴축

c. 일측성의, 뚜렷한 정맥의 모양

d. 양쪽 유방 위에 푸른 혈관 모양

11. 검사를 좀 더 진행하기 위해 의사에게 의뢰해야 할 여성이 아닌 경우는?

a. 각각의 유방에 다량의 소결절이 촉진된 26세 여성

b. 6개월간 왼쪽 젖꼭지와 유륜이 붉고 아픈 48세의 여성

c. 청소년기부터 비대칭 유방과 함몰유두를 가진 25세 여성

d. 오른쪽 유두 끝에 궤양, 덩어리는 없고, 압통, 림프절이 촉진되는 64세 여성

12. 유방 비대칭성은 무엇인가?

a. 나이와 출산경력과 함께 증가한다.

b. 정상이다.

c. 신생물을 나타낸다.

d. 액와 림프절의 비대를 동반한다.

13. 가슴에 덩어리 발견 시 더 자세한 검사를 의뢰해야 한다. 양성 병소는 보통 3가지 특징이 있다. 어느 것이 악성 병소의 특징인가?

a. 부드러움

b. 경계가 잘 구분됨

c. 잘 움직임

d. 불규칙한 모양

14. 여성형 유방이란 무엇인가?

a. 남성 유방이 커짐

b. 남성 유방에서 비만세포가 존재함

c. 남성 유방의 암

d. 남성 가슴에 과잉 유방이 존재함

15. 사춘기 여성에게 신체적 변화로 인해 처음 나타나는 증상은 무엇인가?

a. 폐포의 융기

b. 유방 발달

c. 키가 커짐

d. 음모 발달

e. 초경

16. 30세 여성을 검진하고 있는데, "2개의 큰 점(moles)"이 왼쪽 유방 아래에 있다. 검진 후 적절한 반응은 무엇인가?

a. "피부과 의사에게 검진받아야만 한다."

b. "이것은 과잉유두의 정상적인 소견이다."

c. "이것은 흔한 몽고메리선이다."

d. "임신 가능성이 있나요?"

실습

유방과 액와사정을 실습할 준비가 되었다. 실습의 목적은 실습실에서 동료에게 사정단계를 연습하고, 다음의 실습 목적을 성취하기 위함이다.

실습목적

1. 유방, 액와와 관련된 건강력을 조사한다.

2. 좌위, 앙와위에서 필요한 부분만 노출하고 적절한 기술을 이용하여 유방을 시진 · 촉진한다.

3. 여성에게 유방자가검진을 가르치거나 유방자가검진 시 가르쳐야 할 내용을 열거한다.

4. 과거력과 신체검진 소견을 정확히 기록하고, 건강상태를 사정하며, 간호계획을 세운다.

지침

동료나 임상 환자를 대상으로 유방검진 단계를 연습한다. 검진 소견은 주어진 양식에 기록한다. 기록지에 따른 학생활동 기록지를 주목한다. 이것은 검진자로서 가져야 할 필수적인 행동 목록이며, 유방자가검진의 임상교육을 평가하기 위해 임상지도자에 의해 사용된다.

실습활동 – 유방과 액와 검진

- 대상자를 정하여 다음 양식에 따라 위장계를 검진하고, 결과를 기록한다.
- 검진 결과, 비정상으로 판단된 사정 결과는 빨간색으로 밑줄을 긋고 그 이유를 설명한다.

대상자 이름 ______________ 나이 ________ 성별 ________ 직업(과거/현재) ____________________

검진자 이름 ______________ 검진일시 ____

I. 건강력

	없다	있다(있다면 상태를 쓰시오)
1. 유방에 통증이나 압통이 있는가?		
2. 유방에 덩어리나 비후가 있는가?		
3. 유두에서 분비물이 나오는가?		
4. 유방, 유륜, 유두에 발진이 있는가?		
5. 유방, 유륜, 유두에 부종이 있는가?		
6. 유방에 외상이나 손상이 있는가?		
7. 유방질환을 앓은 적이 있는가?		
8. 유방수술을 한 적이 있는가?		
9. 투약 목록		
10. 유방 자가 검진을 배웠는가?		
11. 유방조영술을 했는가? 언제?		

12. 과거 건강:
    a. 초경 나이 ______________ b. 초산 나이 ______________
    c. 폐경 나이 ______________ d. 호르몬 치료를 받는가? ______________
    e. 평소 음주(알콜)/주 ________________________________

II. 신체검진

A. 시진

1. 유방

대칭성 ____

피부색과 상태 ____

피부결 ____

병소 ____

2. 유륜과 유두

방향 ____________________

표면 특성 ____________________

분비물 ____________________

3. 팔운동에 대한 반응

____

4. 액와

____

B. 촉진

1. 유방

피부결 ____________________

종괴 ____________________

압통 ____________________

2. 유륜과 유두

종괴 ____________________

분비물 ____________________

3. 액와와 림프절

크기 ____________________

형태 ____________________

경도 ____________________

움직임 ____________________

분리 또는 붙어 있음 ____________________

압통 ____________________

C. 유방자가검진 교육(Breast Self-Examination, BSE)

[학생 활동 기록지]

	S	U	비고
I. 인지			
1. 설명: a. 유방검진을 하는 이유 (1) 샤워 시 (2) 거울 앞에서 (3) 검사할 유방 쪽 등 아래에 베개를 대고 누워서 b. 유방검진을 할 사람 c. 유방검진 빈도 d. 유방검진을 할 가장 좋은 시기와 이론적 근거			
2. 덩어리(lump)가 가장 흔히 발견되는 부위를 기술			
3. 대상자가 중요한 소견을 의료진에게 보고하지 않는 2가지 이유			
II. 수행			
1. BSE가 필요한 이유를 대상자에게 설명하기			
2. BSE 방법을 대상자에게 교육하기 a. 시진으로 거울 앞에서 양쪽 가슴을 비교 b. 피부나 유두에 새롭거나 이상한 발진 혹은 홍조 확인 c. 팔을 머리 위로 올리고 세 손가락의 바닥을 이용해서 촉진 d. 스펜스 꼬리와 액와를 촉진 e. 유두를 부드럽게 누름			
3. 이상 소견 시 즉시 보고하도록 대상자 교육			
4. 대상자에게 수행해 보도록 요청			

S (satisfied): 만족, U (unsatisfied): 불만족

SOAP 양식으로 사정 결과를 요약한다.

Subjective (병원 방문 이유, 건강력)

Objective (신체검진 소견)

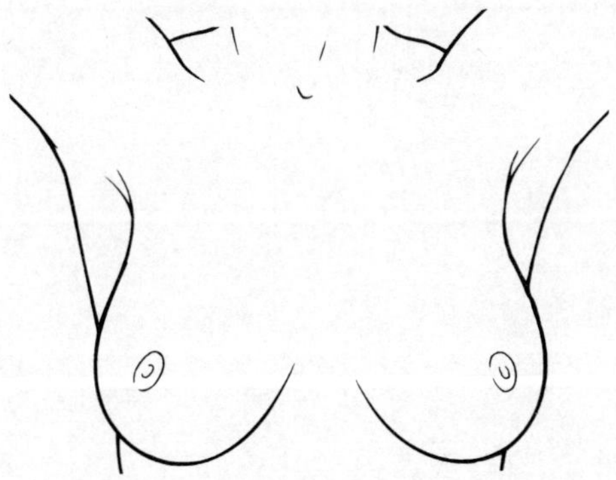

Assessment (문제의 사정, 진단)

Plan (진단적 평가, 추후 관리, 교육)

CHAPTER

13

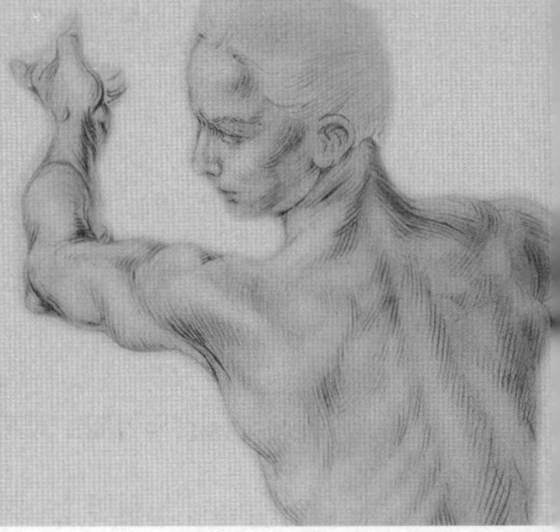

흉곽과 폐
Thorax and Lungs

학습목표

1. 흉곽과 폐의 구조와 기능에 대해 학습한다.
2. 시진, 촉진, 타진과 청진을 이용하여 호흡기계를 검진하는 방법을 이해한다.
3. 정상 폐음을 학습한다.
4. 우발음의 특징을 설명할 수 있다.
5. 호흡계의 완전한 신체검진을 수행할 수 있다.
6. 사정 결과를 적절한 용어를 사용하여 정확히 기록할 수 있다.

학습내용

Jarvis, *Physical Examination and Health Assessment*, 8th ed., Chapter 19, pp.405~450.

Durham, C.O., Fowler, T., Smith, W., et al. (2017). Adult asthma: diagnosis and treatment. *Nurse Pract*, *42*(11), 16~25.

Jain, S., Self, W. H., Wunderink, R. G., et al. (2015). Community-acquired pneumonia requiring hospitalization among U.S. adults. *N Engl J Med*, *373*(5), 415~426.

임경춘 외(2020), 건강사정 8판, Chapter 16, pp.297~336.

용어

참고문헌의 내용을 학습한 후 다음 용어를 공부한다. 단어에 대한 오른쪽의 정의와 정확한 개념을 크게 말한다.

- **Alveoli(폐포):** 폐의 기능적 단위. 산소와 이산화탄소의 가스교환이 일어나는 모세혈관으로 둘러싸인 얇은 벽으로 된 공간
- **Angle of Louis(루이스각):** 두 번째 갈비뼈와 연결되는 흉골병과 흉골체 사이의 흉골각

- **Apnea(무호흡):** 호흡의 중단
- **Asthma(천식):** 알레르기원에 의한 알레르기성 과민반응과 관련된 기관지 수축, 천명, 호흡곤란이 특징인 비정상적 호흡 상태
- **Atelectasis(무기폐):** 폐포의 허탈, 주름, 수축이 특징인 비정상적인 호흡기 상태
- **Bradypnea(느린 호흡, 호흡 완만):** 평균 호흡이 분당 10회 미만의 느린 호흡
- **Bronchiole(세기관지):** 기관지에서 나뉘는 작은 기도
- **Bronchitis(기관지염):** 과도한 점액 분비로 인한 기관지의 부분 폐쇄를 포함한 기관지의 염증상태
- **Bronchophony(기관지 성음):** 건강한 큰 기관지 위에 청진기를 대고 들을 수 있는 목소리, 정상 폐조직에서의 부드럽고 약하며, 뚜렷하지 않은 소리
- **Bronchovesicular(기관지 폐포음):** 기관지에서 들리는 정상 호흡음으로 중등도의 음높이와 호기와 흡기의 비율이 같은 것이 특징임
- **Chronic Obstructive Pulmonary Disease(COPD–만성폐쇄성폐질환):** 공기 흐름의 폐쇄를 특징으로 하는 비정상적인 호흡 상태의 기능적 분류(예: 만성기관지염, 폐기종)
- **Cilia(섬모):** 기관기관지(tracheobronchial tree) 안의 털같이 매우 가는 수백만 개의 세포
- **Consolidation(경화):** 폐렴에서처럼 감염된 삼출물이 가득 채워져 폐조직의 한 부분이 딱딱해지는 것
- **Crackles(악설음):** 흡기 시 들리는 비정상의 불연속적인 우발음(수포음, rale)
- **Crepitus(염발음):** 폐에서 공기가 비정상적으로 빠져나가 피하조직으로 들어갈 때, 피부를 통해 촉진 가능한 거친 마찰감각
- **Dead space(사강):** 기도나 기관지처럼 공기의 통로이지만, 가스 교환이 일어나지는 않는 곳
- **Dyspnea(호흡곤란):** 힘든 노력성 호흡
- **Egophony(양명성음, 염소 울음소리):** 'eee(이–이–이)'라고 말하면 청진기 통해 'ay(에이)'라고 들리는 목소리
- **Emphysema(폐기종):** 만성폐쇄성폐질환으로 세기관지 말단 폐포의 비대가 특징적임
- **Fissure(열, 틈새):** 폐엽의 갈라진 좁은 틈새
- **Fremitus(진탕음):** 말할 때 흉벽을 통해 느껴지는 촉진 가능한 진동
- **Friction rub(마찰음):** 흉막의 염증 소견 시 들리는 폐음으로 거칠고 삐걱거리는 우발음
- **Hypercapnia(과이산화탄소혈증):** 혈중 이산화탄소 함량이 정상보다 높은 것
- **Hyperventilation(과환기, 과도호흡):** 호흡의 깊이와 속도가 증가함
- **Hypoxemia(저산소혈증):** 혈중 산소의 비정상적인 부족
- **Intercostal space(갈비사이공간, 늑간간):** 인접한 2개의 갈비뼈 사이 공간
- **Kussmaul's respiration(쿠스마울 호흡):** 과환기의 형태 중 하나로 당뇨성 케톤산증 시 특징적으로 나타나는 깊고 빠른 호흡

- **Orthopnea(기좌호흡):** 숨을 편하게 쉬기 위해서는 앉거나 서 있어야만 하는 상태
- **Paroxysmal nocturnal dyspnea(발작성 야간호흡곤란):** 잠을 깨울 정도의 갑작스러운 호흡부전
- **Percussion(타진):** 내부 장기의 밀도와 크기를 알기 위해 손가락으로 짧고 날카롭게 흉벽을 두드리는 것
- **Pleural effusion(늑막삼출, 흉막삼출):** 장측흉막과 벽측흉막 사이의 비정상적인 액체
- **Rhonchi(나음, 수포음):** 분비물에 의해 공기 흐름 폐쇄 시 들리는 폐음, 저음의 잡음, 그르렁거리는 우발음
- **Tachypnea(빈호흡):** 분당 24회 이상의 빠르고 얕은 호흡
- **Vesicular(폐포성의, 소낭성의):** 말초 폐엽에서 들리는 부드럽고 저음인 정상 호흡음
- **Vital capacity(폐활량):** 최대 흡기 후 최대로 내뿜을 수 있는 공기의 양
- **Wheeze(천명음, 쌕쌕거림):** 고음의 잡음, 쌕쌕거리는 우발음, 기도의 어느 부위에 기류가 막혔을 때 발생, 천식 환자가 악화되었을 때 이런 호흡음을 듣게 됨
- **Whispered pectoriloquy(속삭이는 흉음, 가슴소리):** 말을 속삭일 때 청진기를 통해 들을 수 있는 소리로 정상 폐조직에서 희미하고 잘 들리지 않는 소리
- **Xiphoid process(검상돌기):** 칼 모양의 흉골 아래 끝

학습지침

참고문헌과 시청각 자료의 내용을 학습한 후 다음 질문에 답하시오.

1. 호흡기계 건강력 사정을 위한 질문을 나열하시오.

2. 흉막이란 무엇이며, 어떤 기능을 하는지 기술하시오.

3. 호흡기계 사강(dead space)을 형성하는 구조를 나열하시오.

4. 호흡기전에 대해 요약하시오.

5. 호흡기계 시진에 포함된 구성요소를 나열하시오.

6. 'Barrel chest(원통형 가슴)'의 의미를 기술하시오.

7. 흔히 발생하는 흉부 변형의 종류를 기술하시오.

8. 정상 호흡음의 3가지 유형을 기술하시오.

9. 우발적 호흡음의 2가지 유형을 기술하시오.

10. 흉골각(늑골각/복장뼈각, manubriosternal angle)은 또한 ____________________으로도 불린다. 이것이 유용한 지표(landmark)가 되는 이유를 쓰시오.

11. 정상 늑골각(costal angle)의 각도는?

12. 가슴의 전후 직경과 좌우 직경을 비교했을 때 기대되는 비율은 얼마인가? 이것의 의미는 무엇인가?

13. 삼각 자세(tripod position)는 무엇인가?

14. 촉각진탕음(tactile fremitus)의 정상 강도에 영향을 미치는 3가지 요인을 기술하시오.

1) ____________________

2) ____________________

3) ____________________

15. 타진할 때 정상 폐조직에서 기대되는 소리는 무엇인가?

16. 청진 시 외부에서 발생하는 소리의 원인이 되는 5가지 요소를 기술하시오.

1) ______________________

2) ______________________

3) ______________________

4) ______________________

5) ______________________

17. 정상 호흡음의 3가지 유형을 기술하시오.

종류	부위	설명

■ 다음 그림의 표시된 곳에 명칭을 쓰시오.

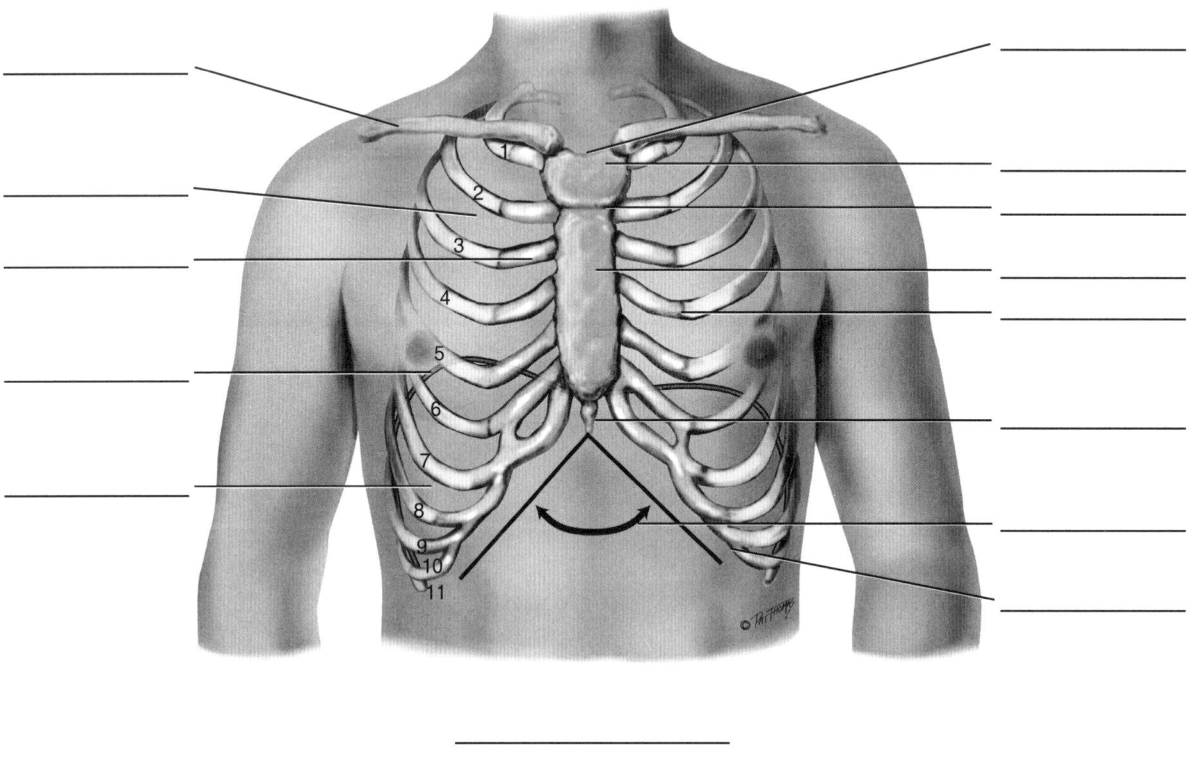

■ 다음 그림은 폐엽을 그린 것이다. 그 기준점의 명칭을 쓰시오.

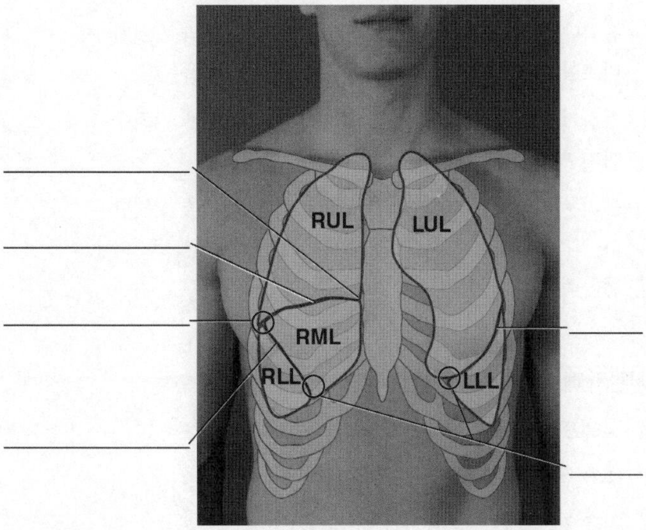

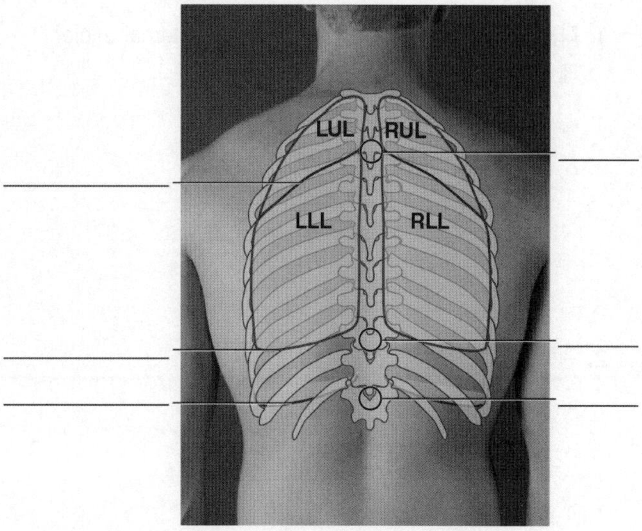

■ 정상 호흡음의 유형을 그림에 표시하시오.

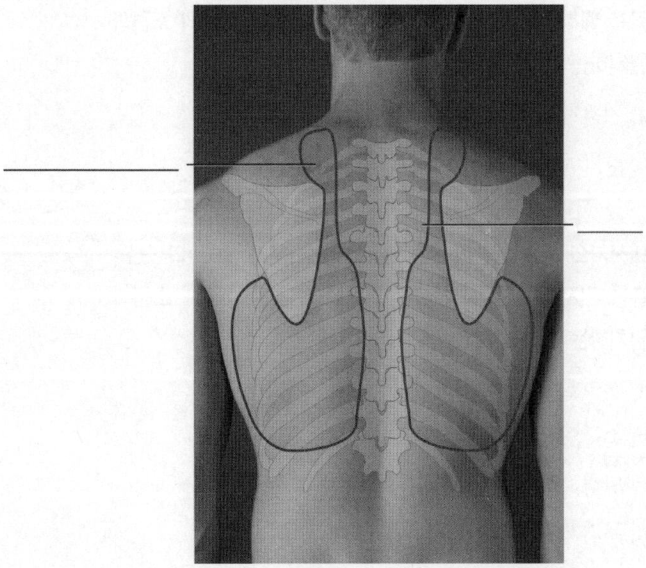

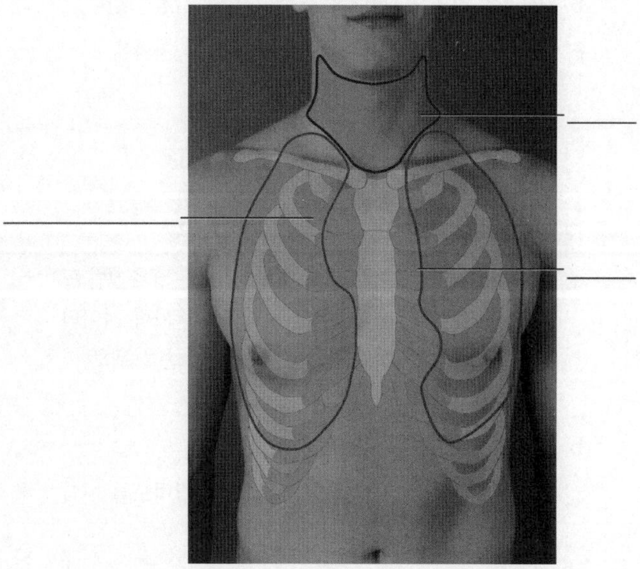

학습문제

1. 다음 중 흉골각(늑골각/복장뼈각, manubriosternal angle)에 대한 설명으로 옳은 것은?

a. 흉골병과 흉골체의 관절이다.

b. 흉골 위의 오목한, U자 모양 함몰이다.

c. 흉골이라고 불린다.

d. 늑연골의 연결과 같은 단어이다.

2. 왼쪽 폐에 대한 설명 중 옳은 것은?

a. 3개의 엽이며 오른쪽 폐보다 좁다.

b. 2개의 엽이며 오른쪽 폐보다 좁다.

c. 2개의 엽이며 오른쪽 폐보다 넓다.

d. 3개의 엽이며 오른쪽 폐보다 짧다.

3. 특정 시간대에 기침을 하는 상태이다. 만성기관지염과 관련된 기침에 대해 가장 잘 설명한 것은?

a. 하루 동안 계속한다.

b. 2년 동안 적어도 1년에 3개월은 생산성 기침을 한다.

c. 직장에서 자극원에 노출되기 때문에 오후/저녁에 발생한다.

d. 이른 아침에 발생한다.

4. 대칭적인 가슴 팽창을 가장 잘 확인하는 방법은?

a. 뒤쪽 바깥 흉벽에 손을 대고 엄지손가락은 흉추 9번 또는 10번에 위치한다. 그리고 나서 엄지손가락 사이의 피부를 작은 주름으로 만들어 집어서 그 손을 위로 미끄러지듯 올린다.

b. 흉벽의 모양과 윤곽을 시진한다.

c. 가슴에 손바닥을 대고 'ninety-nine'을 말하도록 지시한다.

d. 가슴 뒤쪽을 타진한다.

5. 호흡음 청진은 호흡기 사정의 중요한 요소이다. 호흡기계 검진에서 이 부분을 가장 정확하게 설명한 것은?

a. 흉벽에 청진기의 bell 부분을 놓고, 오른쪽 영역을 전체 청진 후 왼쪽 영역 전체를 청진한다.

b. 흉벽에 청진기의 diaphragm 부분을 놓고, 옆과 확실히 비교할 수 있도록 각 부위에서 충분한 호흡을 듣는다.

c. 청진기의 bell 부분을 사용하여 각 폐첨부에서 기저부까지 청진한다.

d. 들리는 소리의 질에 따라 bell과 diaphragm을 선택한다. 각 부위에서 호흡을 한 번 듣고, 옆에서 옆으로 이동하며 듣는다.

6. 기관지 폐포 호흡음을 가장 잘 설명한 것은?

a. 고음으로 호기보다 흡기가 더 길다.

b. 중간 음조로 흡기와 호기가 동일하다.

c. 저음으로 호기보다 흡기가 더 길다.

d. 나무에 바람이 부는 것처럼 살랑살랑거리는 소리이다.

7. 대상자에게 검진한 후 다음 내용을 기록하였다. 호흡 비율의 증가, 좌측 가슴 팽창의 감소, 좌측 폐하엽 타진 시 둔한 소리, 좌측 폐하엽에 미세한 악설음이 커지는 호흡음 등의 소견과 일치하는 진단은?

a. 기관지염　　b. 천식

c. 흉막 삼출　　d. 폐엽의 폐렴

8. 대상자의 손톱검진 시 손톱 기저부의 각도가 160°보다 크고, 손톱 기저부가 폭신하게 촉진되었다. 이것은 무엇의 소견과 일치하는가?

a. 성인호흡곤란증후군

b. 손톱의 정상적 소견

c. 만성, 선천성 심장질환, 만성폐쇄성폐질환

d. 무기폐

9. 대상자를 검진하는 동안, 흡기와 호기 시 거칠고 저음의 소리가 발견되었다. 이 대상자는 호흡 시 통증을 호소하였다. 이 같은 소견은 무엇과 일치하는가?

a. 미세 악설음　　b. 천명음

c. 무기폐의 악설음　　d. 흉막 마찰음

10. Egophony의 기술을 사용하기 위해 환자에게 무엇을 요청해야 하는가?

a. 여러 번 심호흡을 하고, 그 다음 5초간 숨을 참는다.
b. 청진기가 움직일 때마다 'eeee'라고 말하도록 한다.
c. 청진기가 움직일 때마다 'ninety-nine' 단어를 반복한다.
d. 청진 시 속삭이듯 말한다.

11. 촉각진탕음을 검진할 때 가장 중요한 것은 무엇인가?

a. 환자에게 숨을 빨리 쉬도록 한다.
b. 환자에게 기침을 하도록 한다.
c. 가슴을 대칭적으로 촉진한다.
d. 청진기의 bell 부분을 사용한다.

12. Pulse oximetry는 무엇을 측정하는가?

a. 동맥 산소포화도
b. 정맥 산소포화도
c. 동맥과 정맥의 결합된 포화도
d. 일산화탄소혈색소 수치

13. 흉막마찰음은 ________에 의해 가장 잘 확인된다.

a. 관찰
b. 촉진
c. 청진
d. 타진

14. 술통형 가슴의 특징은 무엇인가?

a. 전후 직경과 좌우 직경이 동일하고 늑골이 수평임
b. 전후 직경과 좌우 직경 비율이 1 : 2이고 타원형임
c. 전후 직경과 좌우 직경 비율이 2 : 1이고 늑골이 상승됨
d. 전후 직경과 좌우 직경 비율이 3 : 7이고 늑골이 뒤로 기울어짐

■ **A항목과 B항목을 연결하시오.**

A항목: 폐의 경계	B항목: 위치
15. ________ apex	a. 횡격막
16. ________ base	b. C7
17. ________ lateral left	c. 6번째 늑골, 쇄골 중앙선
18. ________ lateral right	d. 5번째 늑간
19. ________ posterior apex	e. 쇄골의 안쪽 1/3지점에서 3~4cm 위

A항목: 흉부의 외형	B항목: 설명
20. ________ 정상 가슴	a. 전후 직경 = 좌우 직경
21. ________ 술통형 가슴	b. 흉추의 뒤로 비대해진 굴곡
22. ________ 누두흉, 오목가슴	c. 흉추와 요추의 옆으로 S자 모양 굴곡
23. ________ 새가슴	d. 움푹 들어간 흉골, 인접한 연골
24. ________ 척추측만증	e. 전후 직경 : 좌우 직경 비율이 1 : 2의 타원형 모양
25. ________ 후만증	f. 늑골이 뒤로 경사지고, 흉골이 앞쪽으로 돌출된 것

비판적 사고 연습

실습실에서 10~15분 동안 폐음 시뮬레이터를 활용하여 폐음을 듣는다. 또한 다양한 인터넷 웹사이트를 통해 녹음된 건강한 폐음 혹은 이상음을 다양한 위치에서 들어보도록 한다. 웹사이트 주소는 다음과 같다. https://www.easyauscultation.com/lung-sounds.

실습

이제 호흡기계 사정을 실습할 준비가 되었다. 실습목적은 실습실에서 동료에게 또는 임상에서 대상자에게 전체적인 검진을 연습하기 위해서이고 다음에 설명하는 것들을 알기 위함이다.

실습목적

1. 동료/환자로부터 얻은 건강력에서 호흡기계 증상에 관한 지식을 설명한다.
2. 환자 흉부의 해부학적 경계를 정확히 알아본다.
3. 동료의 동의하에 유성연필을 사용하여 동료의 가슴에 폐엽을 그려본다.
4. 호흡기계 시진, 촉진, 타진, 청진의 정확한 기술을 설명한다.
5. 횡격막 운동의 평가를 위한 기술을 설명한다.
6. 과거력과 신체적 검진 소견을 정확히 기록하고, 건강상태를 사정하며, 간호계획을 세운다.

지침

검진에 필요한 물품을 준비하고 손을 씻는다. 청진기의 끝부분을 알코올로 깨끗이 닦는다. 동료에게 실습실에서 흉곽과 폐의 검진을 연습한다. 검진 소견은 주어진 양식에 기록한다.

실습활동-흉곽과 폐 검진

- 다음 양식에 따라 한 사람을 선택하여 흉부와 폐(호흡기계)를 검진하고 결과를 기록한다.
- 검진 결과, 비정상으로 판단된 사정 결과는 빨간색으로 밑줄을 긋고 그 이유를 설명한다.

대상자 이름 ______________ 나이 __________ 성별 __________ 직업(과거/현재) ____________________

검진자 이름 ______________ 검진일시 ____

I. 건강력: 주요 증상인 흉통, 호흡곤란, 기침, 가래, 객혈 등의 증상을 파악하시오.

	없다	있다(있다면 상태를 쓰시오)
1. 기침을 하는가?		
2. 숨이 차는가?		
3. 호흡 시 흉통이 있는가?		
4. 기침을 할 때 객담이 배출되는가?		
5. 과거 폐질환을 앓은 적이 있는가?		
6. 흡연하는가? 하루에 얼마나? 몇 년? 금연시도는?		
7. 생활환경이나 작업조건이 호흡에 영향을 미치는가?		
8. 결핵반응검사와 흉부 X선검사 여부, 독감 예방주사를 맞았는가?		

II. 신체검진(준비물: 청진기, 자, 펜)

A. 시진: 흉곽과 호흡양상의 사정

1. 흉곽의 형태와 움직임 ______________________ 기형은? ______________
2. 호흡수와 양상(리듬, 깊이) ______________________ 부속근 사용은? ______________
3. 피부 ____
4. 자세 ____
5. 얼굴 표정 ____
6. 의식수준 ____

B. 촉진

1. 흉곽확장의 대칭성 확인 ____
2. 촉각 진탕음 ____
3. 체온과 습도 ____
4. 덩어리, 혹, 압통 확인 ____
5. 기관 ____

C. 타진

1. 폐의 타진 (타진상 폐, 간, 신장, 위장의 경계부위를 다음 그림에 표시하세요)

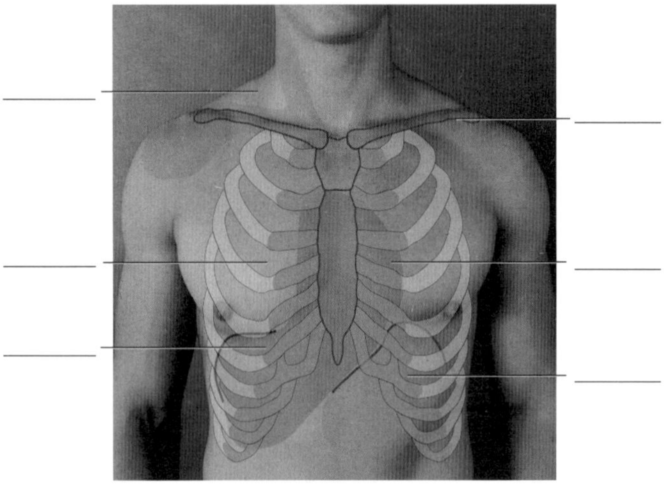

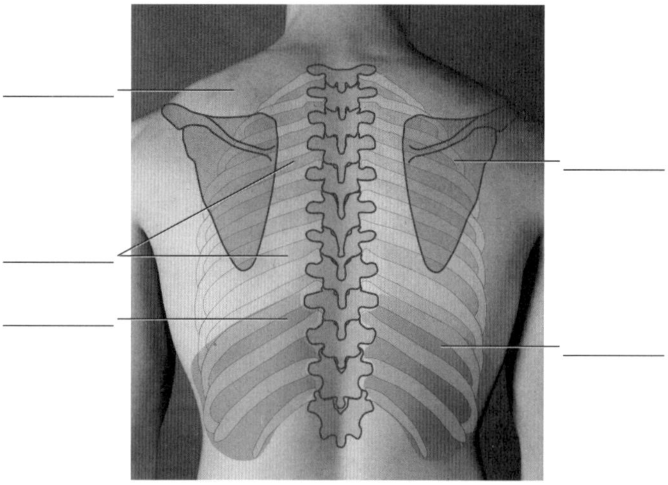

2. 횡격막 운동

D. 청진 (흉곽 사정결과를 아래 그림에 적절한 색을 사용해서 표시하세요)

1. 정상 호흡음: ① 기관지음 혹은 기관음(Bronchial or tracheal → tubular, 청색)
   ② 기관지폐포음(Bronchovesicular, 빨강)
   ③ 폐포음(Vesicular, 노랑)

2. 비정상 호흡음(초록): 우발음 확인

3. 성음(검정): ① Bronchophony(기관지 성음)
   ② Egophony(양명성음)
   ③ Whispered pectoriloquy(속삭이는 흉음)

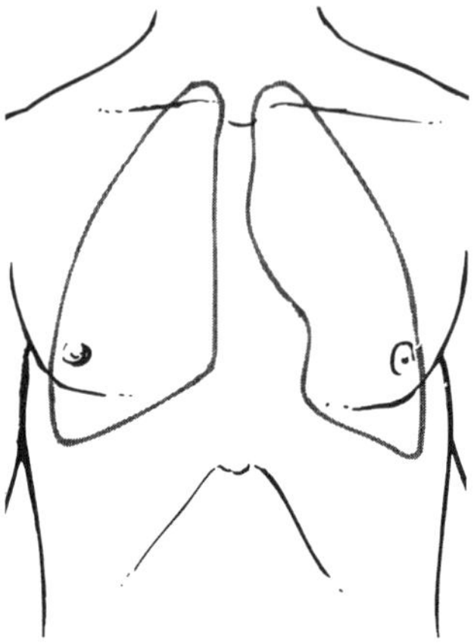

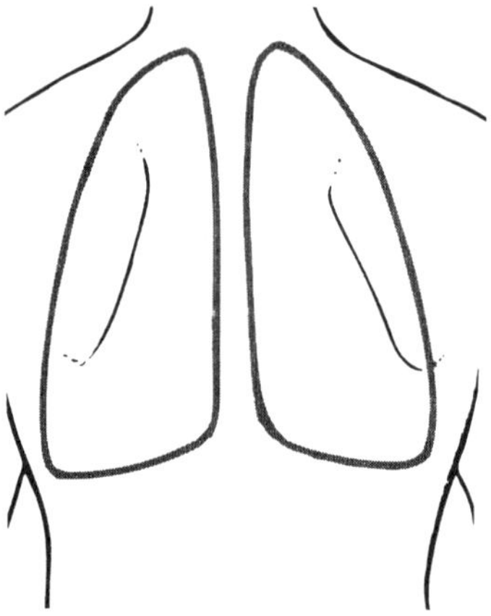

SOAP 양식으로 사정 결과를 요약한다.

Subjective (병원 방문 이유, 건강력)

Objective (신체검진 소견)

Assessment (문제의 사정, 진단)

Plan (진단적 평가, 추후 관리, 교육)

CHAPTER

14

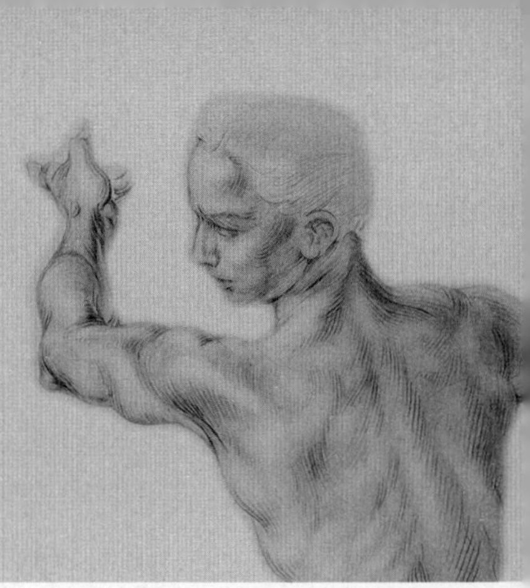

심장과 목혈관
Heart and Neck Vessels

학습목표

1. 심장, 판막과 큰 혈관들의 구조와 기능에 대해 학습한다.
2. 심장 주기(cardiac cycle)를 이해한다.
3. 정상 심음을 학습한다.
4. 심장 검진 방법과 이론적 근거를 이해한다.
5. 심장과 목의 혈관을 정확하게 사정할 수 있다.
6. 사정 결과를 적절한 용어를 사용하며 정확히 기록할 수 있다.

학습내용

Jarvis, *Physical Examination and Health Assessment*, 8th ed., Chapter 20, pp.451~500.

Campo, D. L. (2016). Recognizing myocardial infarction in women. *Am J Nurs, 116*(9), 46~49.

Melnyk, B. M., Orosilini, L., Gawlik, K., et al. (2016). The Million Hearts initiative: guidelines and best practices. *Nurse Pract, 41*(2), 46~53.

임경춘 외(2020), 건강사정 8판, Chapter 17, pp.337~379.

용어

참고문헌의 내용을 학습한 후 다음 용어를 공부한다. 단어에 대한 오른쪽의 정의와 정확한 개념을 크게 말한다.

- **Angina pectoris(협심증):** 심근이 필요로 하는 산소 공급이 부족할 때 나타나는 급성 흉통
- **Aortic regurgitation(대동맥판 역류):** (대동맥판 기능부전) 이완기에 대동맥에서 좌심실로 혈액이 흐르는 대동맥판막의 기능부전
- **Aortic stenosis(대동맥판 협착증):** 수축기에 혈류의 흐름을 제한하는 대동맥 판막의 석회화

- **Aortic valve(대동맥판막)**: 좌심실과 대동맥을 분리하는 좌측 반월판
- **Apex of the heart(심첨부)**: 5번째 좌측 늑간 공간을 향하는 심장의 끝부분
- **Apical impulse(심첨박동)**: (최대박동점, PMI) 좌심실에서 만들어진 박동은 수축하는 동안, 흉벽을 따라 주기적으로 순환한다. 정상적으로 중앙쇄골선의 5번째 좌측 늑간에 위치함
- **Base of the heart(심장의 기저부)**: 3번째 우측과 좌측 늑간에 위치하는 심장 외곽의 넓은 부분
- **Bell(of the stethoscope)(청진기의 벨)**: 부드럽고 낮은 심음을 들을 때 사용하는 청진기의 컵 모양 부분
- **Bradycardie(서맥)**: 성인의 경우 50회 미만의 심박동 횟수
- **Clubbing(곤봉형)**: 만성적으로 산소가 부족한 심장과 폐에서 나타나는 것으로 손가락과 발가락 끝이 곤봉 모양으로 커지는 증상
- **Coarctation of aorta(대동맥의 협착)**: 하행대동맥이 심하게 줄어드는 선천적인 심장결함
- **Cor pulmonale(폐성심)**: 폐 고혈압으로 인한 심부전과 우심실 비대
- **Cyanosis(청색증)**: 혈액 속 헤모글로빈의 과도한 감소로 인해 피부와 점막에 형성된 거무스름하고 푸른 반점
- **Diaphragm(of the stethoscope)(청진기의 다이어프램)**: 고음의 심음을 들을 때 사용하는 청진기의 납작한 부분
- **Diastole(이완기)**: 심장이 채워지는 시기
- **Dyspnea(호흡곤란)**: 숨쉬기가 힘들고 노력을 요구하는 상태
- **Edema(부종)**: 간질액의 증가로 인한 다리나 다른 부분의 종창
- **Erb's point(업스점)**: 3번째 늑간을 청진하는 전통적인 청진법
- **First heart sound(S1, 제1심음)**: 방실판막이 닫힐 때 발생하며, 수축기의 시작 신호
- **Fourth heart sound(S4, 제4심음)**: [네 번째 말발굽소리(Gallop): atrial gallop] 이완기 후기에 심실이 채워지면서 나타나는 심음으로 저음의 매우 부드러운 소리
- **Gallop rhythm(말발굽 리듬)**: 제3, 4심음은 마치 말이 달릴 때 말발굽에서 나는 소리와 비슷한 리듬을 만듦
- **Inching**: 흉부에서 심음을 듣는 동안, 전흉부의 청진 부위에서 점진적으로 청진기를 움직이는 기술
- **LVH(좌심실 비대, left ventricular hypertrophy)**: 대동맥 협착처럼 만성적인 혈관 폐쇄가 있는 상태에서 심장 펌핑을 할 때 심근이 두꺼워지는 것
- **MCL(쇄골 중앙선, midclavicular line)**: 한쪽 가슴에서 쇄골의 중앙을 이등분하는 가상의 선
- **Mitral regurgitation(승모판 역류)**: (승모판 기능부전) 수축기에 혈류가 좌측 심방으로 역류하는 승모판막의 기능부전
- **Mitral stenosis(승모판 협착증)**: 승모판의 석회화로 인해 이완기 때 혈류가 좌심실로 들어가는 것을 방해함
- **Mitral valve(승모판막)**: 좌측 심방과 심실을 구분하는 좌측 방실판막
- **Palpitation(심계항진)**: 빠르고 불규칙적인 심박동수의 불편감을 자각함
- **Paradoxical splitting(모순된 분열음)**: 정상적인 S2음과 반대로 호기 시에 2개로 나뉘어 들리고, 흡기 시에는 소리는 하나로 합쳐짐

- **Pericardial friction rub(심낭마찰음)**: 전흉부가 감염되었을 경우에 나타나는 고음의 긁는 듯한 심장 밖의 소리
- **Physiologic splitting(생리적 분열음)**: 흡기 시 2가지로 분리된 부분에서 들리는 S2음의 정상적인 변화
- **Precordium(전흉부)**: 심장과 큰 혈관 위를 덮고 있는 흉벽 부분
- **Pulmonic regurgitation(폐동맥판 역류)**: (폐동맥판 기능부전) 우심실의 부적절한 폐동맥판막에 의한 혈류 역행
- **Pulmonic stenosis(폐동맥판 협착증)**: 수축기에 혈류의 흐름을 제한하는 폐동맥판막의 석회화
- **Pulmonic valve(폐동맥판막)**: 우심실과 폐동맥을 분리하는 우측 반월판막
- **Second heart sound(S2, 제2심음)**: 수축기 끝에 반월판막(대동맥판막, 폐동맥판막)이 닫히는 소리
- **Summation gallop(가중 갤럽)**: 병리학적으로 S3음과 S4음이 존재할 때 들리는 비정상적인 이완기 중간의 심음
- **Syncope(실신)**: 심실의 무수축(asystole), 뚜렷한 서맥 또는 심실세동으로 인해 뇌 혈류량이 감소하여 발생하는 일시적인 의식 상실
- **Systole(수축기)**: 심장이 펌프질하는 단계, 심장이 내뿜는 기간
- **Tachycardia(빈맥)**: 성인의 경우 분당 100회를 초과하는 심박동수
- **Third heart sound(S3, 제3심음)**: 이완기 초기에 나타나는 부드럽고 저음인 심실이 채워지는 소리로, 심부전의 초기 증상임
- **Thrill(진동음)**: 심각한 심잡음을 동반하는 흉벽의 진동음
- **Tricuspid valve(삼첨판막)**: 우심실과 우심방을 구분하는 우측 방실판막

학습지침

참고문헌과 시청각 자료의 내용을 학습한 후 다음 질문에 답하시오.

1. 심첨박동에 대한 정의와 정상적인 위치, 범위, 지속시간에 대해 설명하시오.

심첨박동의 위치에 영향을 주는 비정상적인 상태는 무엇인가?

2. 정상 제1심음과 제2심음이 만들어지는 기전에 대해 설명하시오.

3. 심음에 미치는 호흡의 영향에 대해 설명하시오.

4. 제1심음의 특징과 심첨부와 기저부에서의 강도를 설명하시오.

어떤 상태일 때, S1의 강도가 증가하는가?

어떤 상태일 때, S1의 강도가 감소하는가?

5. 제2심음의 특징과 심첨부와 기저부에서의 강도를 설명하시오.

어떤 상태일 때, S2의 강도가 증가하는가?

어떤 상태일 때, S2의 강도가 감소하는가?

6. 폐동맥판막부위의 정상적인 S2 분열음에 대한 생리학적 기전을 설명하시오.

7. 제3심음을 정의하시오. 심장주기에서 S3는 언제 발생하는가? 그것의 강도, 질, 들을 수 있는 위치와 청진방법에 대해 설명하시오.

8. 생리학적 S3음과 병리학적 S3음의 차이는?

9. 제4심음을 정의하시오. 심장주기에서 S4는 언제 발생되는가? 그것의 강도, 질, 들을 수 있는 위치와 청진방법에 대해 설명하시오.

10. 심장주기에서 각각의 단계를 거치는 동안, 판막의 상태에 대해 설명하시오.

11. 정맥압(venous pressure)과 경정맥맥박(jugular venous pulse)을 정의하시오.

12. 경동맥박동(carotid artery pulsation)과 경정맥박동(jugular vein pulsation)의 차이를 설명하시오.

13. 심혈관계 계통의 건강력 조사에 필요한 질문 목록을 작성하시오.

14. 잡음에 대해 정의하고, 그것이 무엇을 의미하는지에 대해 토의하시오.

15. S1과 S2를 구분하는 4가지 가이드라인을 적으시오.

1) ______________________________

2) ______________________________

3) ______________________________

4) ______________________________

16. 맥박 결손에 대해 정의하고, 그것이 무엇을 의미하는지에 대해 토의하시오.

17. 전부하(preload)와 후부하(afterload)에 대해 정의하시오.

18. 잡음을 들을 때, 잡음 척도(grading scale)를 포함하여 검진을 위한 특징을 나열하시오.

19. 무해성 잡음(innocent murmur) 또는 기능성 잡음의 특징에 대해 토의하시오.

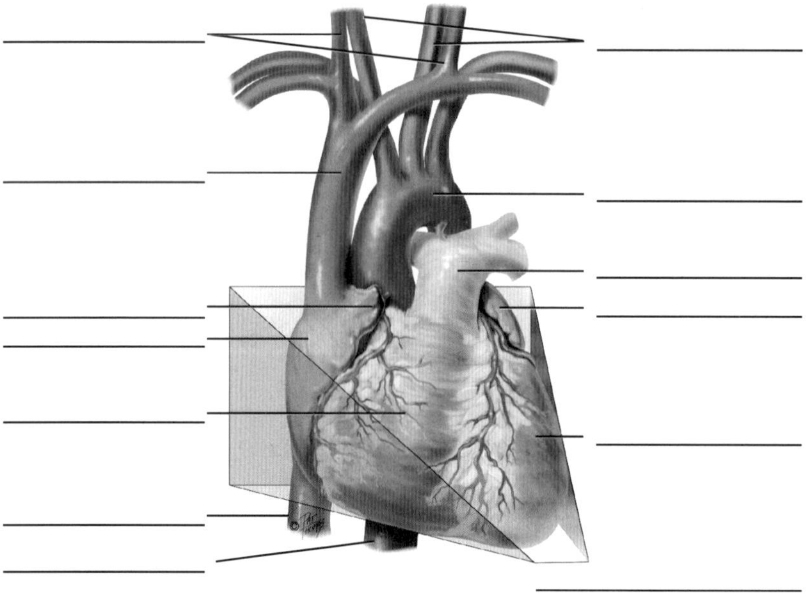

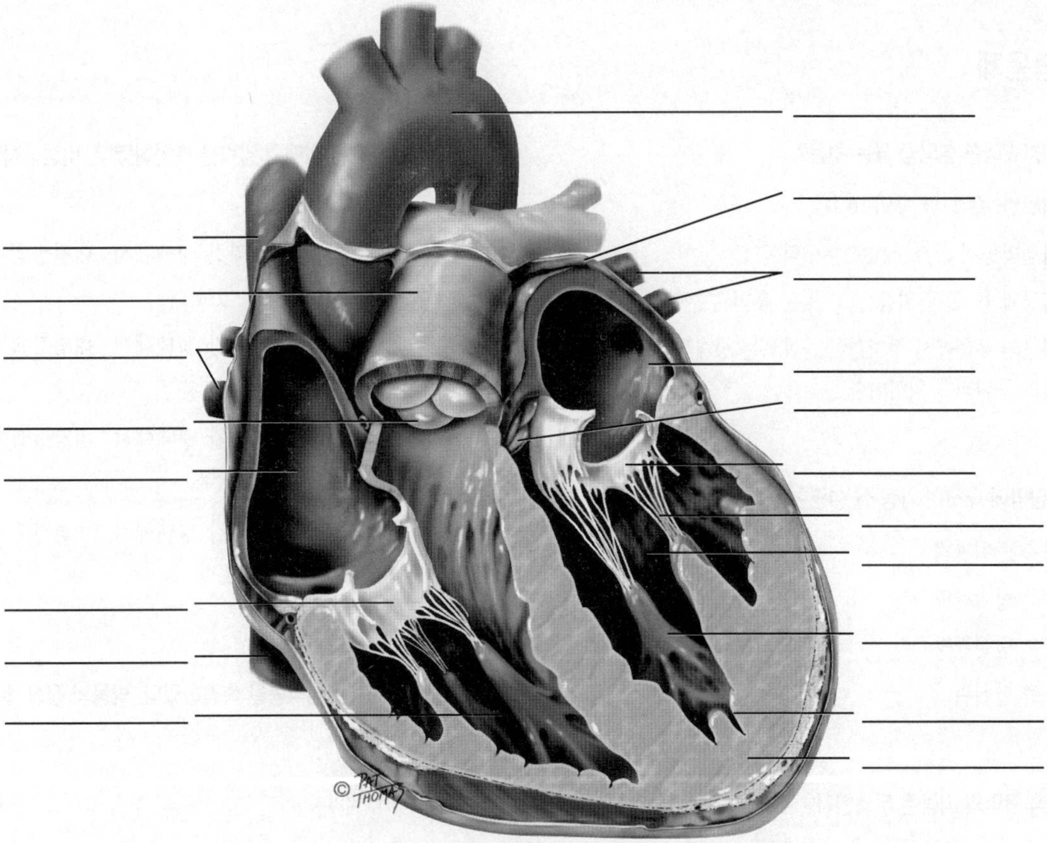

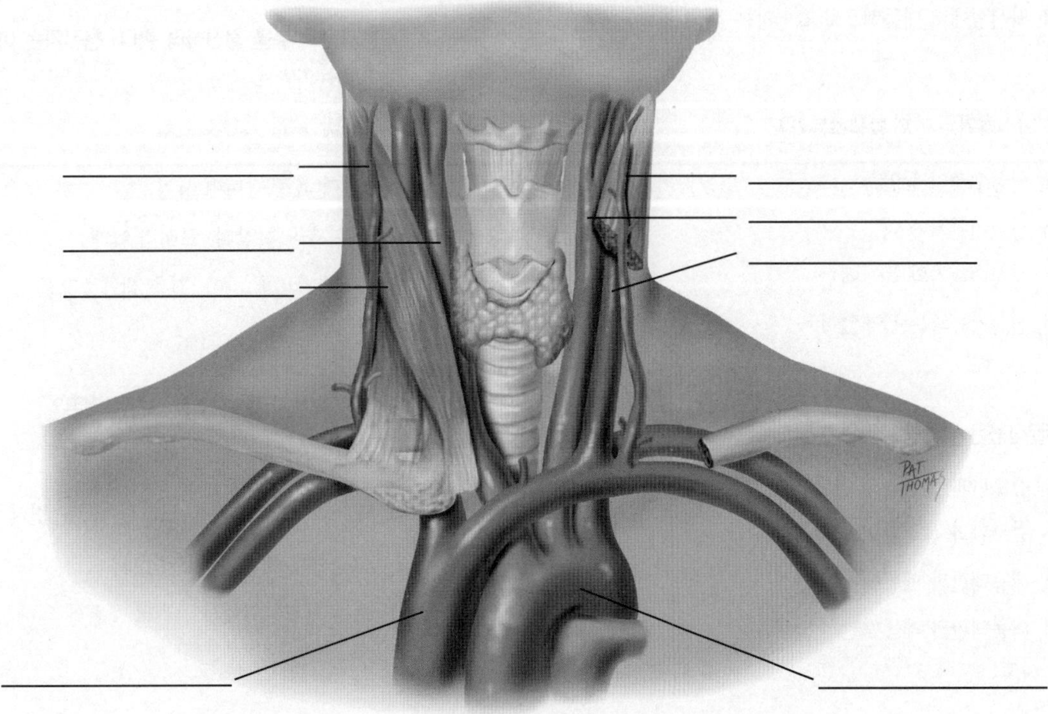

학습문제

1. 전흉부에 대한 설명중 옳은 것은?

a. 세로칸(종격)과 동의어이다.
b. 심첨박동이 느껴지는 흉부구역이다.
c. 심장과 큰 혈관 위를 덮고 있는 흉벽 부분이다.
d. 심장의 우측에서 정맥혈이 돌아오는 상대정맥과 하대정맥이 있는 구역의 동의어이다.

2. 삼첨판막에 대하여 가장 잘 설명한 것은 무엇인가?

a. 좌측 반월판막
b. 우측 방실판막
c. 좌측 방실판막
d. 우측 반월판막

3. 폐동맥 판막의 기능은 무엇인가?

a. 좌심방과 좌심실을 나누는 것이다.
b. 우심방과 우심실 사이가 열리는 것을 방지하는 것이다.
c. 우심실과 폐동맥 사이의 통로를 보호하는 것이다.
d. 좌심실에서 대동맥으로 들어가는 것을 보호해 주는 것이다.

4. 심방수축기는 언제 발생하는가?

a. 심실수축기 동안
b. 심실이완기 동안
c. 심실수축기와 동시에
d. 심실기능과는 관계없이

5. 제2심음은 무엇의 결과인가?

a. 승모판과 삼첨판의 열림
b. 승모판과 삼첨판의 닫힘
c. 대동맥판과 폐동맥판의 열림
d. 대동맥판과 폐동맥판의 닫힘

6. 검사자는 경정맥의 압력을 측정하였다. 비정상적인 소견은 무엇인가?

a. 환자가 30°로 올라간 상태에서, 내경정맥 박동이 흉골각 1cm 위에 있다.
b. 환자가 30°로 올라간 상태에서, 내경정맥 박동이 흉골각 2cm 위에 있다.
c. 환자가 40°로 올라간 상태에서, 내경정맥 박동이 흉골각 1cm 위에 있다.
d. 환자가 45°로 올라간 상태에서, 내경정맥 박동이 흉골각 4cm 위에 있다.

7. 검사자는 심첨박동을 촉진하였다. 박동의 정상 수치는?

a. 1cm 이하
b. 대략 2cm
c. 3cm
d. 사람마다 다양함

8. 폐동맥판 부분을 청진하려 한다. 청진기는 어디에 위치해야 하는가?

a. 2번째 우측 갈비뼈 사이
b. 2번째 좌측 갈비뼈 사이
c. 좌측 흉골(복장뼈) 모서리 아래
d. 5번째 갈비뼈 사이, 좌측 쇄골중앙선

9. S2와 S3의 차이를 가장 잘 설명한 것은?

a. S3는 저음이고 심첨에서 들린다.
b. S2는 좌측 밑의 흉골 모서리에서 들린다.
c. S2는 호흡에 의해 변한다.
d. S3는 기저부위에서 들리고 호흡에 의해서 변한다.

10. 심낭막 마찰음을 들으려고 한다. 가장 좋은 방법은 무엇인가?

a. 환자를 앞으로 기대어 앉게 하고, 호기 시 숨을 멈추게 하여 Diaphragm으로 청진한다.

b. 환자를 앞으로 기대게 하고 Bell로 청진한다.

c. 정상 호흡 동안 기저부에서 청진한다.

d. 좌측으로 돌아눕게 하여 Diaphragm으로 청진한다.

11. 심장을 청진할 때, 첫 단계는 무엇인가?

a. S1과 S2를 확인한다.

b. S3와 S4를 듣는다.

c. 잡음을 듣는다.

d. 첫 회에 4가지 음을 모두 확인한다.

12. S2 분열음을 가장 명확하게 들을 수 있는 부분은 어디인가?

a. 심첨부　　b. 폐동맥

c. 삼첨판　　d. 대동맥

13. 청진기의 Bell 부분을 피부에 살짝 대어야 하는 이유는?

a. 흉부의 털이 악설음을 내지 않기 때문

b. 고음조가 더 잘 들릴 수 있기 때문

c. Diaphragm처럼 작동하지 않기 때문

d. 심음의 증폭을 방해하지 않기 때문

14. S1 후와 S2 전의 심잡음은 무엇으로 분류되나?

a. 이완기(아마도 양성상태)

b. 이완기(항상 병적상태)

c. 수축기(아마도 양성상태)

d. 수축기(항상 병적상태)

15. 경동맥 사정시, 촉진하는 방법은 무엇인가?

a. 대상자의 뒤에 서서 양쪽을 동시에 촉진

b. 중앙에서 흉쇄유돌근 쪽으로, 한 번에 한쪽씩 촉진

c. 대상자에게 호흡을 잠시 멈추도록 하면서 잡음을 확인

d. 대상자의 머리를 한쪽으로 돌리게 하는 동안, 일측성 팽창을 확인

■ **A항목과 B항목을 연결하시오.**

A항목	B항목
16. 심장을 둘러싸고 보호하는 질기고(굳고), 섬유질인 이중벽으로 된 주머니	a. 심장막액
17. 심방, 심실과 판막의 안쪽 표면을 덮고 있는 얇은 내피조직층	b. 심실
18. 혈액을 보유하고 있는 저장소	c. 심내막
19. 심근의 부드럽고 마찰로부터 자유로운 운동을 확보해 줌	d. 심근
20. 근육으로 된 펌핑 공간	e. 심낭막
21. 심장의 근육으로 된 벽	f. 심방

22. 혈액 세포의 간에서부터 체내 조직으로의 경로를 간단히 기술하시오.

23. 심장병과 뇌졸중의 주요 위험요인을 나열하시오.

실습

이제 심혈관계 사정을 실습할 준비가 되었다. 실습목적은 실습실에서 동료에게 또는 임상에서 대상자에게 전체적인 검진을 연습하기 위해서이고 다음에 설명하는 것들을 알기 위함이다.

실습목적

1. 동료나 대상자로부터 얻은 전체적인 건강력에서 심혈관계와 관련된 증상와 징후에 대한 지식을 확인하고 설명한다.
2. 동료의 흉벽에서 해부학적인 경계를 바르게 표시한다.
3. 동료의 허락하에 유성연필을 사용하여 동료의 흉벽에서 심장의 외곽경계선과 청진부위를 표시한다.
4. 경정맥의 시진과 촉진을 바르게 시행한다.
5. 전흉부의 시진, 촉진, 청진을 바르게 시행한다.
6. 과거력과 신체검진 소견을 정확히 기록하고, 건강상태를 사정하며, 간호계획을 세운다.

지침

검진에 필요한 물품을 준비하고 손을 씻는다. 청진기의 끝부분을 알코올로 깨끗이 닦는다. 동료에게 실습실에서 심혈관계 검진을 연습한다. 검진 소견은 주어진 양식에 기록한다.

실습활동 – 심혈관계 검진

- **다음 양식에 따라 친구나 가족 중 한 사람을 선택하여 전반적인 조사를 실시한다.**
- **검진 결과, 비정상으로 판단된 사정 결과는 빨간색으로 밑줄을 긋고 그 이유를 설명한다.**

대상자 이름 ______________ 나이 ________ 성별 ________ 직업(과거/현재) ____________________

검진자 이름 ______________ 검진일시 ______________________________________

I. 건강력

	없다	있다(있다면 상태를 쓰시오)
1. 흉통이 있거나 가슴이 조이는가?		
2. 숨이 가쁜가?		
3. 잘 때 베개가 한 개 이상 필요한가?		
4. 기침을 하는가?		
5. 쉽게 피로해지는가?		
6. 얼굴색이 푸르거나 창백해지는가?		
7. 발이나 다리의 부종이 있는가?		
8. 밤에 소변보기 위해 잠에서 깨는가?		
9. 심장질환을 앓은 적이 있는가?		
10. 심장질환의 가족력이 있나?		
11. 일상생활에서 어떤 변화가 있나?		
12. 최근 투약하는 약물은?		
13. 흡연은? 하루에 몇 갑?, 알코올은? 하루에 몇 잔?		
14. 심질환의 위험요인을 지니고 있나? (당뇨, 고혈압, 흡연, 고콜레스테롤, 비만, 나이)		

II. 신체검진(준비물: 청진기)

A. 경동맥

시진과 촉진: Grade 왼쪽 ______________ 오른쪽 ______________

[0= 없음(absent), 1+ 약함(weak), 2+ 정상(normal), 3+ 증가(increased, bounding)]

B. 경정맥

외경정맥 ____

내경정맥 ____

경정맥압 ____

C. 전흉부

시진과 촉진

1. 피부색과 상태 ______

2. 흉벽의 박동 ______

3. Heave or lift(융기, 튀어나옴) ______

4. 심첨맥박의 위치, 직경, 강도 ______

D. 청진

1. 심장 청진부위

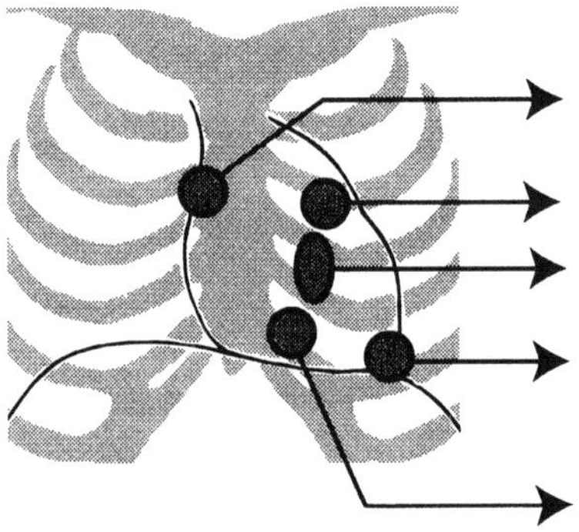

2. 심장 맥박수와 리듬 ______

3. 정상 S1과 S2를 찾고 변화 확인 ______

4. 수축기와 이완기를 청진

   비정상 심음 확인 ______

   수축기 잡음 확인 ______

   이완기 잡음 확인 ______

SOAP 양식으로 사정 결과를 요약한다.

Subjective (병원 방문 이유, 건강력)

Objective (신체검진 소견)

Assessment (문제의 사정, 진단)

Plan (진단적 평가, 추후 관리, 교육)

CHAPTER

15

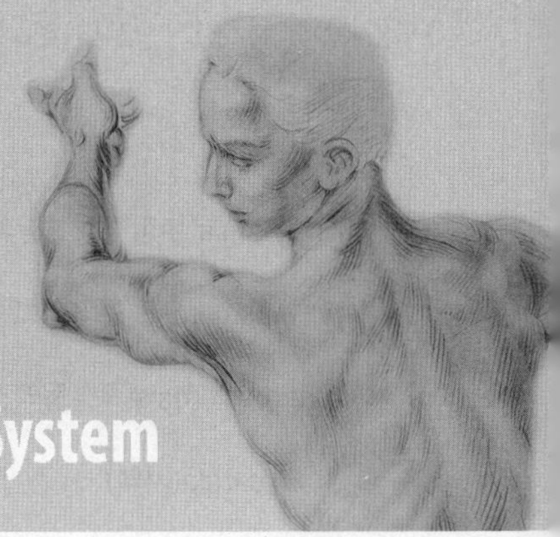

말초혈관계와 림프계

Peripheral Vascular System and Lymphatic System

학습목표

1. 말초혈관계와 림프계의 구조와 기능에 대해 학습한다.
2. 말초부위에서 맥박의 위치를 학습한다.
3. 말초혈관계와 림프계 검진 방법과 이론적 근거를 이해한다.
4. 말초혈관계와 림프계를 정확하게 사정할 수 있다.
5. 사정 결과를 적절한 용어를 사용하여 정확히 기록할 수 있다.

학습내용

Jarvis, *Physical Examination and Health Assessment*, 8th ed., Chapter 21, pp.501~528.

Kullo, I. J., & Rooke, T. W. (2016). Peripheral artery disease. *N Engl J Med, 374*(9), 861~870.

Roberts, S. H., & Lawrence, S. M. (2017). Venous thromboembolism. *Am J Nurs, 117*(5) 38~48.

임경춘 외(2020), 건강사정 8판, Chapter 18, pp.381~406.

용어

참고문헌의 내용을 학습한 후 다음 용어를 공부한다. 단어에 대한 오른쪽의 정의와 정확한 개념을 크게 말한다.

- **Allen test(알렌검사):** 요골동맥과 척골동맥의 한 동맥부위를 눌러 개방성을 확인하고, 다른 동맥이 개방된 증거로 피부색이 돌아오는 것을 관찰한다.
- **Aneurysm(동맥류):** 죽상동맥경화증, 외상 또는 선천적인 결함으로 인해 동맥벽이 확장됨으로써 결함이 생기거나 낭이 형성되는 것

- **Arrhythmia(부정맥)**: 심장의 정상리듬 이상에 의해 나타나는 현상
- **Arteriosclerosis(동맥경화증)**: 동맥벽이 두꺼워지고 탄력이 없어지는 것
- **Atherosclerosis(죽상동맥경화증)**: 동맥들의 내층에 형성된 지방 침착물
- **Bradycardia(서맥)**: 느린 맥박, 성인 기준 분당 맥박횟수가 50회 미만(<50회/분)
- **Bruit(잡음)**: 동맥이 부분적으로 폐쇄되어 있을 때 청진기를 통하여 들리는 소리, 분출되고 쉭쉭하는 소리
- **Cyanosis(청색증)**: 혈액 속에서 과도하게 헤모글로빈이 감소하여 피부와 점막에 어둑어둑한 푸른 반점이 형성됨
- **Diastole(이완기)**: 심장이 혈액으로 채워지는 기간
- **Homan's sign(호만 징후)**: 발을 심하게 배굴시킬 때 발생하는 장딴지 통증(발끝을 무릎을 향하여 밀어 올릴 때), 깊은 정맥혈전증, 정맥염, 아킬레스건염 또는 근육 부상의 경우에도 발생
- **Ischemia(허혈)**: 혈관의 협착이나 폐쇄로 인해 신체 각 부분에 동맥혈이 모자라는 상황
- **Lymphedema(림프부종)**: 림프관 폐쇄로 인한 사지의 부종, 함요부종은 아님
- **Lymph nodes(림프절)**: 림프관을 따라 간격을 두고 집단화되어 위치한 작은 타원형의 응괴 림프조직
- **Pitting edema(압흔성 부종, 함요부종, 요흔)**: 부종이 있는 조직의 피부를 검진자가 누른 후, 그 자국이 계속 남아있는 상태를 말함
- **Profile sign(프로파일 증후)**: 조기 곤봉형을 검진하기 위해 옆에서 손가락을 보는 것
- **Pulse(맥박)**: 각각의 심박동에 의해 생기는 압력 파동으로 동맥 가까이에 위치한 피부와 뼈 위의 신체부위에서 촉진됨
- **Pulsus alternans(교대맥)**: 규칙적인 리듬이기는 하지만, 맥박의 세기가 박동의 크고 작은 진폭의 교대로 인해 변함
- **Pulse bigeminus(이단맥)**: 불규칙적인 리듬, 모든 박동이 미숙함, 미숙한 박동은 약한 진폭을 띰
- **Pulsus paradoxus(기이맥)**: 흡기 시는 약한 진폭을 가지고 호기 시에는 좀 더 강함
- **Systole(수축기)**: 심장이 내뿜는 기간
- **Tachycardia(빈맥)**: 빠른 맥박, 성인 기준 분당 맥박 횟수가 100회 이상(≥100회/분)
- **Thrombophlebitis(혈전정맥염)**: 혈전 생성과 관련된 정맥의 염증
- **Ulcer(궤양)**: 괴사염증성 조직의 딱지 형성과 더불어 진피까지 침범한 개방성 피부 손상
- **Varicose vein(정맥류)**: 부적절한 판막으로 인해 이완되고 꼬인 정맥

학습지침

참고문헌과 시청각 자료의 내용을 학습한 후 다음 질문에 답하시오.

1. 동맥과 정맥의 구조와 기능에 대해 기술하시오.

2. 검진이 접근 가능한 맥박 위치를 나열하시오.

3. 심장으로의 정맥귀환을 돕는 3가지 기전에 대해 기술하시오.

4. 정맥울혈의 위험요인을 나열하시오.

5. 림프계의 기능에 대해 설명하시오.

6. 림프절의 기능에 대해 설명하시오.

7. 림프계와 관련된 장기를 나열하시오.

8. 말초혈관계에 대한 건강력 사정 시 증상이 나타나는 영역을 나열하시오.

9. 동맥의 맥박세기를 사정하는 등급 척도를 채우시오.

0 = ___________; 1+ ___________; 2+ ___________; 3+ ___________

10. 동맥기능부전으로 하지에 나타나는 피부의 특성을 나열하시오.

11. 정맥기능부전으로 나타나는 궤양과 동맥기능부전으로 나타나는 다리 궤양의 특성을 비교하시오.

12. 함요부종(pitting edema)의 등급 척도에 대해 설명하시오.

1+ ____

2+ ____

3+ ____

4+ ____

13. 말초맥박을 검진하기 위한 도플러 초음파 청진기의 사용법을 설명하시오.

14. 레이노 현상(Raynaud's phenomenon)은 ______________에서 ______________까지 ______________ 그리고 나서 ______________까지 피부의 점진적인 3색의 변화와 연관되어 있다. 이 색깔 변화의 기전을 기술하시오.

■ 다음 그림에서 동맥과 맥박 부위의 표시된 곳에 명칭을 쓰시오.

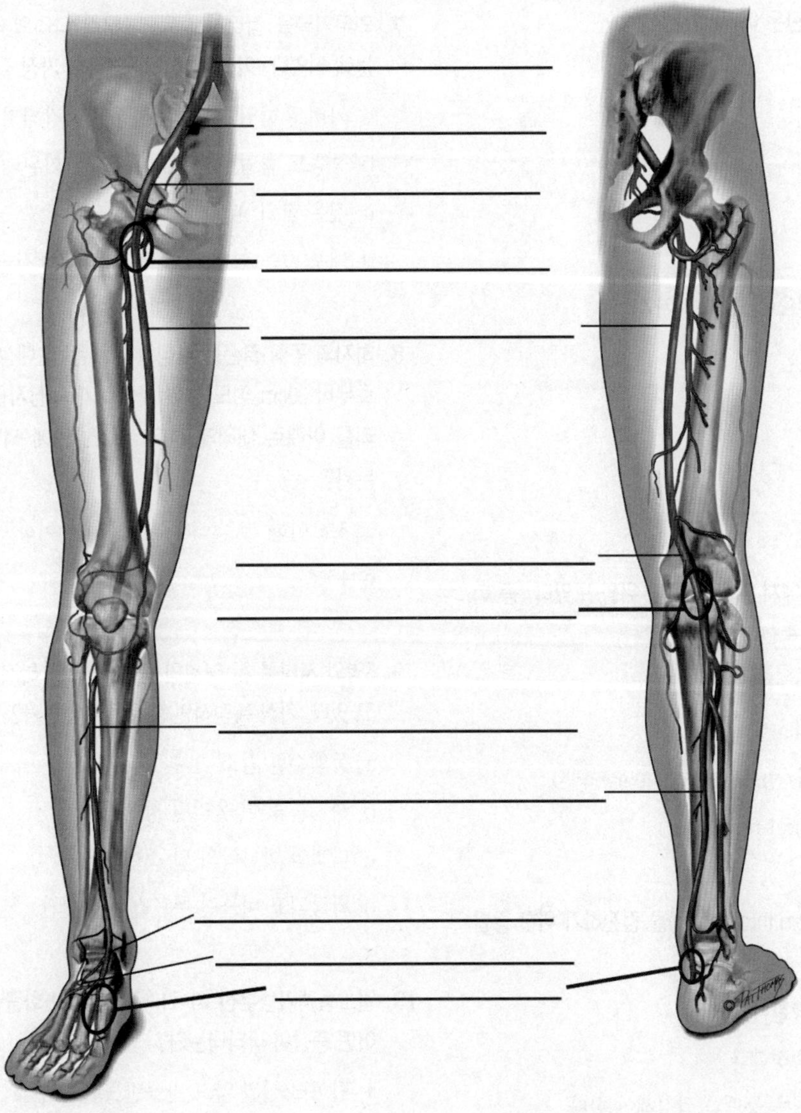

학습문제

1. 정맥계의 기능에 대한 설명중 옳은 것은?

a. 혈량이 증가할 때 더 많은 혈액을 보유한다.

b. 모세혈관으로부터 누출되는 체액과 혈장 단백질을 유지한다.

c. 질병으로부터 몸을 방어하는 면역체계의 주요 성분을 형성한다.

d. 장으로부터 지질을 흡수한다.

2. 림프계를 보조하는 기관은 어디인가?

a. 간, 림프절, 위

b. 췌장, 소장, 가슴샘

c. 비장, 편도, 가슴샘

d. 췌장, 비장, 편도

3. 3+ 진폭의 맥박은 무엇으로 고려되는가?

a. 기운차다.

b. 증가이다.

c. 정상이다.

d. 약하다.

4. 대상자의 오른손 검진에서 붉고 부은 부위를 보았다. 좀 더 사정하기 위해 어디를 촉진하겠는가?

a. 목 림프(cervical node)

b. 겨드랑이 림프(axillary node)

c. 활차상박(도르래위) 림프(epitrochlear node)

d. 서혜부 림프(inguinal node)

5. 심부정맥혈전(deep vein thrombosis)을 검진하기 위한 방법은 무엇인가?

a. 발목의 둘레를 측정한다.

b. 손바닥의 온도를 측정한다.

c. 혈액 귀환을 위해 발등동맥을 찜질해야 한다.

d. 테이프를 이용하여 가장 넓은 점을 측정한다.

6. 하지를 검진하는 동안 슬와맥박(popliteal pulse)이 촉진되지 않았다. 어떻게 해야 하는가?

a. 검사를 계속해야 한다. 이 맥박은 종종 촉지되지 않을 수도 있다.

b. 더 나은 검진을 위해 혈관전문의에게 의뢰한다.

c. 정맥조영사진을 계획한다.

d. 동맥조영사진을 계획한다.

7. 의무기록을 검토하는 동안, 우측 다리의 4+의 부종 표시가 눈에 띄었다. 이러한 유형의 부종을 가장 잘 설명한 것은?

a. 가벼운 함입, 다리의 부종이 지각되지 않는 정도이다.

b. 중등도 함입, 함입이 빠르게 완화된다.

c. 깊은 함입, 다리가 부어 보인다.

d. 매우 깊은 함입, 함입이 오랫동안 지속된다.

8. 하지의 동맥 결손을 사정하려고 한다. 대상자의 다리를 탁자로부터 30cm 정도 들어 올렸다가 대상자를 똑바로 앉혀 다리를 아래로 내리게 한다. 몇 초 안에 색깔이 돌아와야 하는가?

a. 5초 이하　　b. 10초 이하

c. 15초　　d. 30초

9. 5명의 자녀를 둔 54세의 중년 부인은 하지에 정맥류를 가지고 있다. 가장 특징적인 증상은 무엇인가?

a. 동맥순환 감소

b. 사지를 들어 올리면 창백함

c. 다리와 발가락의 털 소실

d. 확장되고 비틀린 푸르스름한 혈관

10. 말초동맥기능부전 시 위축된 피부 변화를 비롯하여 다음의 어떤 증상이 나타나는가?

a. 털이 소실된 얇고 반들반들한 피부

b. 갈색으로의 변색

c. 두껍고 가죽 같은 피부

d. 피부에 물집이 천천히 치유됨

11. 간헐성 파행(intermittent claudication)이란 무엇인가?

a. 운동으로 완화되는 근육통

b. 운동으로 완화되는 신경통

c. 운동으로 초래되는 근육통

d. 운동으로 초래되는 신경통

12. 정맥궤양의 위험요인은 무엇인가?

a. 비만 b. 남성

c. 고혈압 d. 매일 아스피린 복용

13. 비대부종(brawny edema)에 대한 설명중 옳은 것은?

a. 급성으로 시작된다.

b. 부드럽다.

c. 함요부종이 아니다.

d. 맥박의 감소와 관련 있다.

14. 죽상경화증이란 무엇인가?

a. 동맥의 내막에 지방 플라크의 축적

b. 혈관 벽의 탄력성 감소

c. 노화 과정에서 발생하는 림프 조직의 감소

d. 근육내 종아리 정맥의 점진적인 증대

15. 레이노 현상(Raynaud's phenomenon)은 언제 일어나는가?

a. 사지가 열과 압력에 노출되었을 때

b. 추위, 진동 그리고 스트레스에 손과 발이 노출되었을 때

c. 림프절의 제거 후 혹은 림프절과 경로가 손상을 입었을 때

d. 과도한 보행이나 계단 오르기로 인해 다리에 경련이 일어났을 때

실습

이제 말초혈관계 사정을 실습할 준비가 되었다. 실습목적은 실습실에서 동료에게 또는 임상에서 대상자에게 전체적인 검진을 연습하기 위해서이고, 다음에 설명하는 것들을 알기 위함이다.

실습목적

1. 동료나 대상자로부터 얻은 전체적인 건강력에서 말초혈관계와 관련된 증상와 징후에 대한 지식을 확인하고 설명한다.
2. 말초동맥 맥박(상완동맥, 요골동맥, 대퇴동맥, 슬와동맥, 후경골동맥, 족배동맥)을 촉진한다. 진폭과 대칭을 사정하고 동맥기능부전의 징후를 확인한다.
3. 말초정맥을 시진, 촉진한다. 정맥기능부전의 징후를 확인한다.
4. 림프계를 촉진한다. 림프절의 비대, 응괴 또는 비정상적으로 딱딱한 부분을 확인한다.
5. 필요할 경우, 다음의 부가적인 검사를 바르게 시행한다(알렌검사, 트렌델렌버그 검사, 수동 압박 검사, 도플러 초음파 청진기, 컴퓨터를 이용한 발목-팔 지수).
6. 건강력과 신체검진 소견을 정확히 기록하고, 건강상태를 사정하며, 간호계획을 세운다.

지침

검진 장소와 기구를 준비한다. 손을 씻는다. 동료에게 실습실에서 검진을 연습한다. 검진 소견은 주어진 양식에 기록한다. 말초검사와 심혈관검사는 대개 함께 연습해야 한다는 것을 숙지한다.

실습활동 – 말초혈관계 검진

- 다음 양식에 따라 친구나 가족 중 한 사람을 선택하여 전반적인 조사를 실시한다.
- 검진 결과, 비정상으로 판단된 사정 결과는 빨간색으로 밑줄을 긋고 그 이유를 설명한다.

대상자 이름 ______________ 나이 __________ 성별 __________ 직업(과거/현재) ______________________

검진자 이름 ______________ 검진일시 ______________________________________

I. 건강력

	없다	있다(있다면 상태를 쓰시오)
1. 다리에 경련(통증)이 있는가?		
2. 팔이나 다리에 피부의 변화가 있는가?		
3. 팔이나 다리에 병변이 있는가?		
4. 다리에 부종이 있는가?		
5. 림프선이 부은 곳이 있는가? (어디?)		
6. 어떤 약을 복용하고 있는가?		
7. 흡연은? 하루에 몇 갑? 금연 시도는?		

II. 신체검진(준비물: 청진기, 줄자, 토니켓이나 혈압계 커프, 도플러)

A. 팔

시진

피부와 조갑의 색 ______________________________

대칭성 ______________________________

병변 ______________________________

부종 ______________________________

곤봉형(clubbing) 손가락 ______________________________

촉진

온도 ______________________________

피부결 ______________________________

모세혈관 재충혈 ______________________________

활차상박(도르래위) 림프절 ______________________________

Allen검사(필요한 경우) ______________________________

B. 다리

시진

색깔 ______________________________

체모 분포 ______________________________

정맥 양상/정맥류 ______

굵기 ______

종창(swelling)/부종 ______

위축 ______

만약 그렇다면, 종아리 둘레 측정 R ______ L ______

피부병변 혹은 궤양 ______

촉진

온도 ______

압통 ______

서혜부 림프절 ______

맥박 측정 부위 및 등급 ______

	Brachial	Radial	Femoral	Popliteal	D. pedis	P. tibial
R						
L						

0 = 없음(absent), 1+약함(weak), 2+정상(normal), 3+가득함(full, boundung)

경골앞 부종 ______

청진

혈관잡음(bruit)(필요한 경우) ______

C. 추가검사

도플러 초음파 청진

맥박 측정 부위 ______

발목–상완 지수(Ankle–Brachial Index, ABI): 발목 수축기 혈압을 팔 수축기 혈압으로 단순히 나눈 값 (혈압 차이가 있을 경우 높은 쪽을 기준으로 함)

$$\frac{\overset{\text{발목 수축기압}}{\square\square\square\,(\text{mmHg})}}{\underset{\text{상완 수축기압}}{\square\square\square\,(\text{mmHg})}} = \square.\square\square$$

* 발목–상완 지수(ABI) 해석

1.30 이상 : 하지동맥의 석회화경화도 증가, 팔동맥의 협착(석회화된 혈관이 있음을 의미)

1.10~1.30 : 정상

0.90~1.09 : 정상 혹은 경계

0.71~0.89 : 경증의 말초동맥질환(하지동맥의 협착)

0.41~0.70 : 중등도의 말초동맥질환(하지동맥의 폐색)

0.00~0.40 : 중증의 말초동맥질환

SOAP 양식으로 사정 결과를 요약한다.

Subjective (병원 방문 이유, 건강력)

Objective (신체검진 소견)

※ 아래의 그림에 맥박을 기록한다.

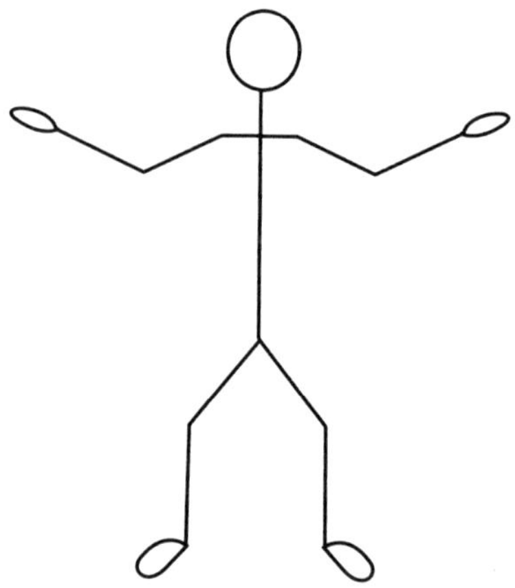

Assessment (문제의 사정, 진단)

Plan (진단적 평가, 추후 관리, 교육)

CHAPTER

16

복부
Abdomen

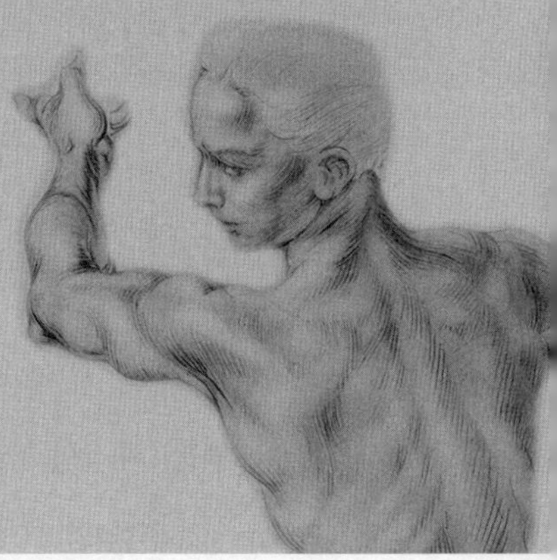

학습목표

1. 복부 장기의 구조와 기능 및 위치에 대해 학습한다.
2. 정상 장음을 구분한다.
3. 복부 검진 방법과 이론적 근거를 이해한다.
4. 복부를 정확하게 사정할 수 있다.
5. 사정 결과를 적절한 용어를 사용하여 정확히 기록할 수 있다.

학습내용

Jarvis, *Physical Examination and Health Assessment*, 8th ed., Chapter 22, pp.529~568.

Saccomano, S. J., & Ferrara, L. R. (2013). Evaluation of acute abdominal pain. *Nurse pract*, *38*(11), 46~53.

임경춘 외(2020), 건강사정 8판, Chapter 19, pp.407~439

용어

참고문헌의 내용을 학습한 후 다음 용어를 공부한다. 단어에 대한 오른쪽의 정의와 정확한 개념을 크게 말한다.

- **Aneurysm(동맥류):** 죽상동맥경화증, 외상 또는 선천적인 결함으로 인해 동맥벽이 확장됨으로써 결함이 생기거나 낭이 형성되는 것
- **Anorexia(식욕부진):** 식욕의 감소
- **Ascites(복수):** 울혈성 심부전증, 경화, 암 또는 문맥고혈압과 관련된 복강 체액의 비정상적인 축적

- **Borborygmi(복명, 창자가스소리):** 장 폐쇄 초기나 위장염, 설사 발생 시 장운동과 연동운동 항진으로 인해, 크게 콸콸 흐르는 소리를 내는 장음
- **Bruit(잡음):** 동맥이 부분적으로 폐쇄되어 있을 때, 청진기를 통하여 들리는 분출되고 쉭쉭하는 소리
- **Cecum(맹장):** 대장의 첫 부분 또는 근위부
- **Cholecystitis(담낭염):** 담낭의 염증
- **Costal margin(늑골 가장자리):** 갈비뼈 8번, 9번, 10번의 내측 가장자리에 의해 형성된 갈비뼈 모서리의 하부경계
- **Costovertebral angle(CVA, 늑골척추각):** 12번 갈비뼈와 신장을 덮는 뒤쪽 흉곽의 척주에 의해 형성되는 각
- **Diastasis recti(복직근 분리):** 복직근을 분리하는 복부 정중선에 위치하는 세로선
- **Dysphagia(연하곤란):** 삼키기가 어려움
- **Epigastrium(상복부, 명치부위):** 늑골가장자리 사이에 있는 복부의 구역
- **Hepatomegaly(간비대):** 간의 비정상적인 팽대
- **Hernia(탈장):** 복부의 약한 근육조직을 통하여 비정상적으로 장이 돌출되는 것
- **Inguinal ligament(서혜부 인대):** 배의 하부 경계선에 형성된 치골에서 전상장골극(anterior superior iliac spine)까지 뻗어 있는 인대
- **Linea alba(백색선):** 복근과 연결된 정중선에 위치한 힘줄선
- **Paralytic ileus(마비성 장폐색):** 복강수술이나 완전한 장의 폐쇄에 따른 연동운동의 완전 소실
- **Peritoneal friction rub(복막마찰음):** 복막염증 부위에서 청진기를 통해 들리는 거칠고 거슬리는 소리(grating sound)
- **Peritoneum(복막):** 복벽과 대부분의 복강 내 장기를 감싸고 있는 이중의 장막
- **Peritonitis(복막염):** 복막의 염증
- **Pyloric stenosis(유문협착):** 유문조임근의 선척적인 협착, 위의 유출로가 폐쇄됨
- **Pyrosis(속쓰림, 가슴쓰림, heartburn):** 위산 역류로 인한 복부 윗부분의 타는 듯한 감각
- **Rectus abdominis muscle(복직근):** 갈비뼈에서 치골까지 뻗친 복근의 중앙선
- **Scaphoid(주상복):** 영양실조, 저체중으로 인한 비정상적인 복벽의 함몰
- **Splenomegaly(비장비대):** 비정상적인 비장의 팽대
- **Striae(선):** (백색선) 임신이나 비만과 관련된 배의 피부가 신전되어 형성된 은백색 또는 핑크색의 조직
- **Suprapubic(치골상부):** 치골 바로 위 복부의 구역
- **Tympany(공명음):** 위와 장을 타진했을 때 나는 고음, 음악 같은, 북소리 같은 소리 등의 타진음
- **Umbilicus(배꼽):** 배에서의 오목한 탯줄 입구 표지
- **Viscera(내장):** 내부 장기

학습지침

참고문헌과 시청각 자료의 내용을 학습한 후 다음 질문에 답하시오.

1. 대상자를 검진하기 위한 적절한 자세와 준비에 대해 기술하시오.

2. 유념해야 하는 소견을 포함하여 복부의 시진에 대해 논하시오.

3. 촉진이나 타진에 앞서 청진을 수행하는 이론적 근거를 진술하시오.

4. 장음의 청진에 대한 진행절차를 기술하시오.

5. 다음의 장음들을 구별하시오.

정상음 ____________________

과다장음 ____________________

과소장음 ____________________

진탕음(succession splash) ____________________

잡음(bruit) ____________________

6. 복부 타진 시 변경될 수 있는 정상 타진음의 4가지 상태를 나열하시오.

7. 복부에서 정상적으로 촉진되는 장기를 쓰시오.

8. 가벼운 촉진법과 심부 촉진법을 구별하고, 각각의 목적을 설명하시오.

또한 가벼운 촉진법에 의한 이상 소견과 심부 촉진법에 의한 이상 소견을 2가지씩 나열하시오.

9. 경직(rigidity)과 자의적인 경련(voluntary guarding)을 비교하시오.

10. 내장성 통증(visceral pain)과 체성 통증(somatic pain)을 비교하시오.

11. 반동 압통에 대하여 기술하시오.

12. 복강 내 덩어리와 복벽 덩어리를 구별하시오.

13. 늑골척추각의 압통을 확진하는 절차와 이론적 근거에 대하여 서술하시오.

■ 다음 그림의 표시된 곳에 명칭을 쓰시오.

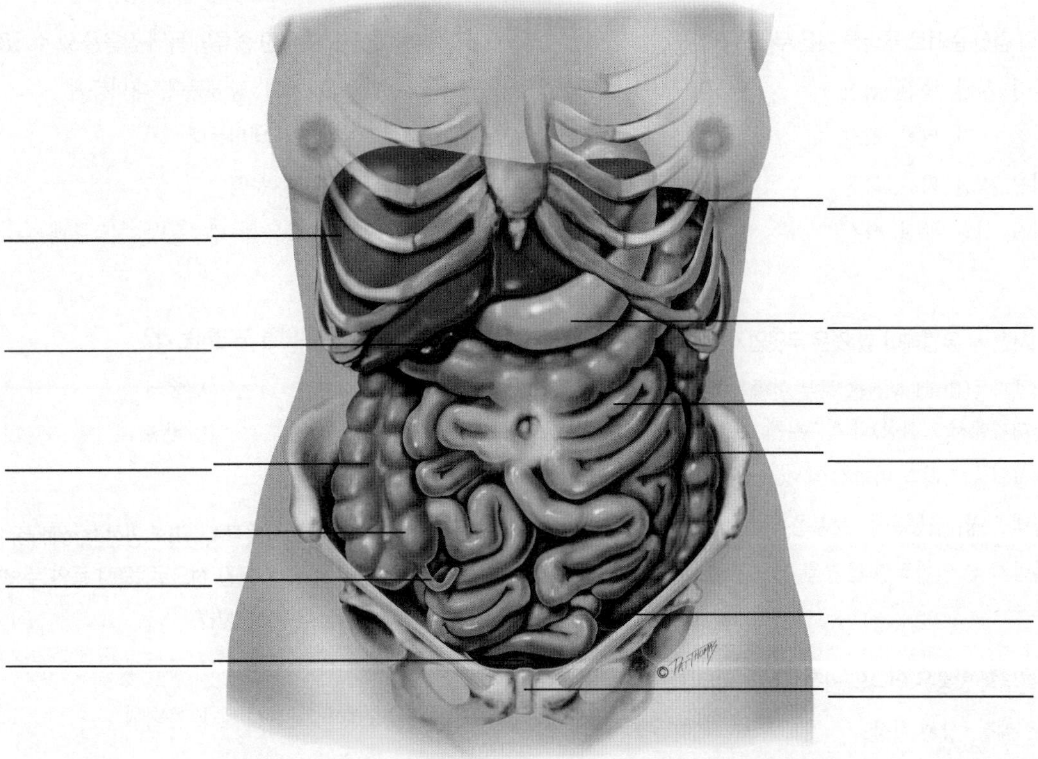

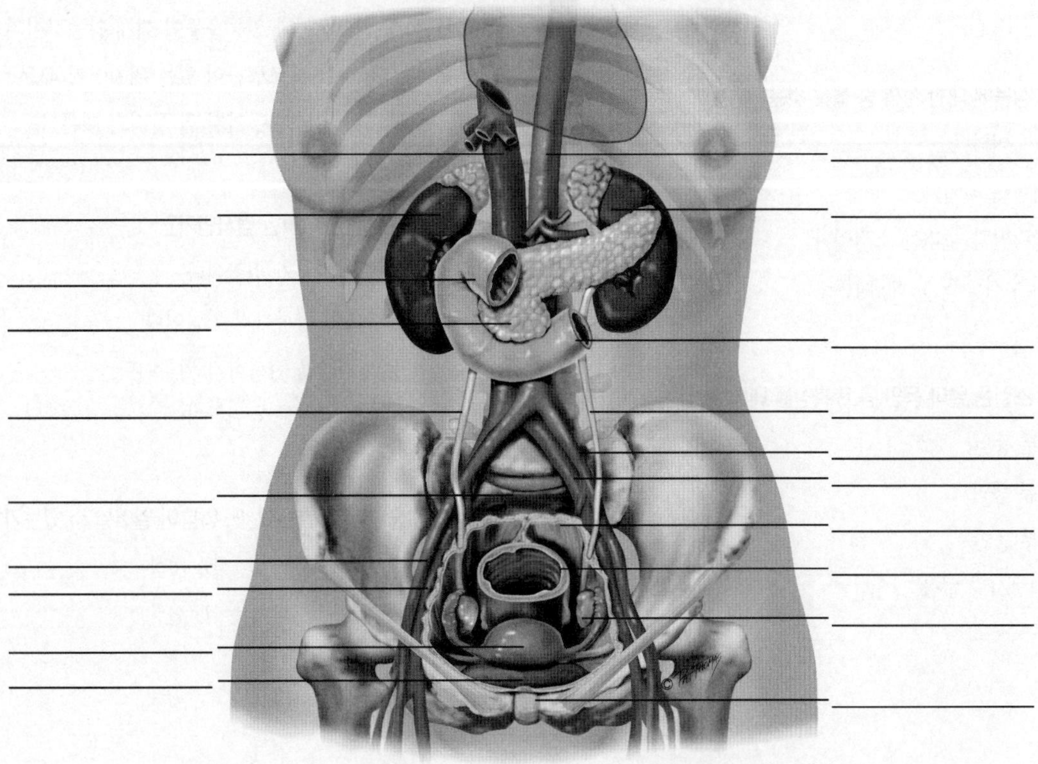

학습문제

1. 복부의 검진 순서로 올바른 것은 무엇인가?

a. 타진, 시진, 촉진, 청진

b. 시진, 촉진, 타진, 청진

c. 시진, 청진, 타진, 촉진

d. 청진, 시진, 촉진, 타진

2. 복부 시진 시 유념해야 할 것은 무엇인가?

a. 액체파동(fluid wave: 복부 한쪽을 타진하면 반대쪽에서 느껴짐)과 복부윤곽

b. 배꼽의 뒤집힘과 머피징후(Murphy's sign)

c. 정맥 양상, 연동운동, 복부윤곽

d. 복막자극, 일반적인 공명음, 연동운동

3. 우상복부의 압통은 어디의 병적 증상을 나타내는 것인가?

a. 간, 췌장, 상행 결장

b. 간과 위

c. S상 결장, 비장, 직장

d. 충수 또는 회맹판

4. 과다 장음에 대한 설명 중 옳은 것은?

a. 고음이다.

b. 격한 소리이다.

c. 딸랑딸랑 울리는 소리이다.

d. 위의 사항 모두 해당된다.

5. 장음 소실은 얼마 동안 듣고 확정을 내릴 수 있는가?

a. 1분 동안

b. 3분 동안

c. 5분 동안

d. 해당사항 없음

6. 복부의 청진으로 어떤 종류의 동맥 잡음을 알 수 있는가?

a. 대동맥, 신장동맥, 장골동맥, 대퇴동맥

b. 대동맥, 경동맥, 대퇴동맥

c. 폐동맥, 대동맥, 문맥

d. 신장동맥, 장골동맥, 내경동맥, 척골동맥

7. 좌측 상복부는 무엇을 포함하는가?

a. 간　　b. 충수

c. 좌측 난소　　d. 비장

8. 빠르고 지속적으로 당겨질 때, 피부 망상층(reticular layer)의 탄력섬유가 파괴되어 생긴 선으로, 오랫 동안 뚜렷한 색깔을 나타내는데, 무슨 색인가?

a. 핑크색　　b. 푸른색

c. 자줏빛을 띤 푸른색　　d. 은백색

9. 복부의 청진은 우측 하복부부터 시작한다. 그 이유는?

a. 장음이 이곳에 항상 존재하기 때문

b. 하행결장을 통한 연동운동이 대개 활동적이기 때문

c. 여기가 유문부 조임근이 있는 위치이기 때문

d. 혈관음이 여기에서 가장 잘 들리기 때문

10. 이동 둔탁음은 어떠한 검사인가?

a. 복수를 검사하기 위함이다.

b. 비장비대를 검사하기 위함이다.

c. 신장의 염증을 검사하기 위함이다.

d. 간비대를 검사하기 위함이다.

11. 다음 중 어디를 촉진할 때, 압통이 일어날 수 있는가?

a. 간의 가장자리　　b. 비장

c. S상 결장　　d. 신장

12. 머피징후(Murphy's sign)를 가장 잘 설명한 것은?

a. 검진자가 염증이 있는 충수에서 재빠르게 손을 뗄 때 통증이 느껴지는 것이다.

b. 검진자의 손가락이 염증이 있는 담낭에 위치하였을 때 대상자가 심호흡을 할 경우 통증이 나타나는 것이다.

c. 늑골척추각에 검진자의 한 손을 놓고 다른 손으로 탁하고 때릴 경우 대상자가 느끼는 날카로운 통증이다.

d. 검진기술이 효과적이지 않아서 나타나는 것이다.

13. 복부 촉진 시 반동성 압통(rebound tenderness)이 느껴지는 브룸버그 징후(Blumberg's sing) 양성이 의미하는 것은?

a. 대동맥의 동맥류 가능성

b. 신동맥의 협착

c. 비대해진 결절성 간

d. 복막의 염증

실습

이제 복부사정을 실습할 준비가 되었다. 실습목적은 실습실에서 동료에게 또는 임상에서 대상자에게 전체적인 검진을 연습하기 위해서이고 다음에 설명하는 것을 알기 위함이다.

실습목적

1. 동료나 대상자로부터 얻은 전체적인 건강력에서 복부와 관련된 증상와 징후에 대한 지식을 확인하고 설명한다.

2. 복부 시진을 시행하여 피부상태, 대칭성, 윤곽, 박동, 배꼽과 영양상태를 사정한다.

3. 복부 청진을 시행하여 장음의 특성과 잡음을 사정한다.

4. 복부의 타진을 시행하여 명백한 타진음을 식별하고, 간의 길이를 결정하며 비장의 경계를 기록한다.

5. 가벼운 촉진을 시행하여 근육의 저항성, 압통, 덩어리를 사정한다.

6. 심부 촉진을 시행하여 덩어리, 간, 비장, 신장, 대동맥, 늑골척추각, 반동성 압통을 사정한다.

7. 필요할 경우, 추가검사를 올바르게 시행한다; 흡기 정지, 장요근검사, 폐쇄근검사

8. 건강력과 신체검진 소견을 정확히 기록하고, 건강상태를 사정하며, 간호계획을 세운다.

지침

검진 장소와 기구를 준비한다. 손을 씻는다. 시작하기 전에 대상자가 편안하게 느낄 수 있도록 해준다. 동료에게 실습실에서 검진을 연습한다. 검진 소견은 주어진 양식에 기록한다.

실습활동 – 복부 검진

- 다음 양식에 따라 친구나 가족 중 한 사람을 선택하여 전반적인 조사를 실시한다.
- 검진 결과, 비정상으로 판단된 사정 결과는 빨간색으로 밑줄을 긋고 그 이유를 설명한다.

대상자 이름 ______________ 나이 ________ 성별 ________ 직업(과거/현재) ________________________

검진자 이름 ______________ 검진일시 ____

I. 건강력

	없다	있다(있다면 상태를 쓰시오)
1. 식욕이 변하거나 줄었는가?		
2. 삼키는 데 어려움이 있는가?		
3. 먹기 힘든 음식이 있는가?		
4. 복통이 있는가?		
5. 구역질이나 구토가 있는가?		
6. 장운동(배변)은 규칙적인가?		
7. 소화기계 병력이 있는가?		
8. 어떤 약을 복용하고 있는가?		

9. 지난 24시간 동안 먹은 음식을 모두 말씀해 보세요.

   아침:

   간식:

   점심:

   간식:

   저녁:

   간식:

II. 신체검진(준비물: 청진기, 자)

A. 시진

복부윤곽 ____

전반적인 대칭성 ____

피부색과 상태 ____

동맥박동이나 연동운동 ____

배꼽 ____

체모 분포 ____

수분과 영양상태 ______

얼굴표정과 체위 ______

B. 청진

장음 ______

혈관음 확인 ______

C. 타진

복부 4분원 모두를 타진 ______

Rt. MCL에서 간탁음계의 수직 길이 측정 ______cm

비장의 타진 ______

복수가 의심되는 경우, 둔탁음 이동검사와 액체파동검사 ______

늑골척추각 압통(CVA tenderness) ______

D. 촉진

4분면의 가벼운 촉진

근육벽 ______

압통 ______

비대한 장기 ______

덩어리 ______

4분면의 심부촉진

덩어리 ______

간의 윤곽 ______

비장 ______

신장 ______

대동맥 ______

반동성 압통 ______

E. 추가검사(필요한 경우)

Murphy's sign ______

Rovsing's sign ______

psoas sign ______

obturator sign ______

SOAP 양식으로 사정 결과를 요약한다.

Subjective (병원 방문 이유, 건강력)

Objective (신체검진 소견)

※ 아래의 그림에 검진 결과를 표시한다.

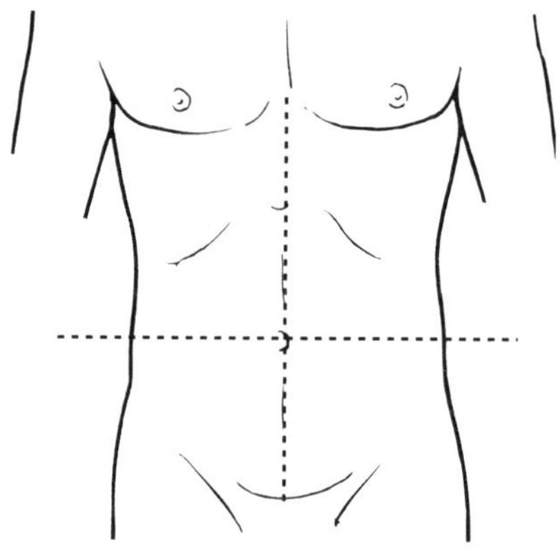

Assessment (문제의 사정, 진단)

Plan (진단적 평가, 추후 관리, 교육)

CHAPTER

17

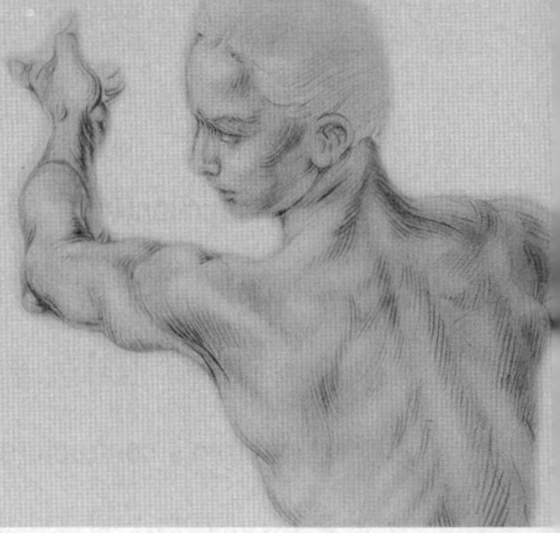

근골격계
Musculoskeletal System

학습목표

1. 신체의 다양한 관절의 구조와 기능에 대해 학습한다.
2. 정상 운동범위와 검진 시 대상자를 편하게 하는 자세를 학습한다.
3. 근골격계 검진 방법과 이론적 근거를 이해한다.
4. 기능적 능력을 사정한다.
5. 근골격계를 정확하게 사정할 수 있다.
6. 사정 결과를 적절한 용어를 사용하며 정확히 기록할 수 있다.

학습내용

Jarvis, *Physical Examination and Health Assessment,* 8th ed., Chapter 23, pp.569~624.

Black, D. M., & Rosen, C. J. (2016). Postmenopausal osteoporosis. New Engl J Med, 374(3), 254~262.

임경춘 외(2020), 건강사정 8판, Chapter 20, pp.441~487

용어

참고문헌의 내용을 학습한 후 다음 용어를 공부한다. 단어에 대한 오른쪽의 정의와 정확한 개념을 크게 말한다.

- **Abduction(외전):** 멀게 하는 지절운동. 몸의 정중부로부터 멀어지게 하는 사지의 동작
- **Adduction(내전):** 몸의 중앙 축을 향하여 움직임, 몸의 축을 향한 사지의 동작
- **Ankylosis(강직증):** 질병, 손상, 수술로 인해 관절이 부동, 경화, 고정되는 것. 만성 류마티스성 관절염에서 흔함
- **Ataxia(운동실조증):** 운동 협조능력의 손상을 특징으로 하는 비정상적인 상태
- **Bursa(윤활주머니, 점액낭, 활액낭):** 관절의 마찰부위에 위치한 점성액으로 채워진 낭

- **Circumduction(회전)**: 어깨가 회전점이 되어 팔이 원을 그리는 움직임
- **Crepitation(염발음)**: 손상된 뼈의 끝이 부딪힐 때 나는 마른 마찰음 또는 감각
- **Dorsal(등쪽)**: 몸의 등 표면에 위치하거나 등 표면을 가리킴
- **Dupuytren's contracture(뒤퓌트랑 구축)**: 수장근막의 만성적인 과다형성으로 인해 손가락이 굴곡되어 구축됨
- **Eversion(외번)**: 발바닥이 밖으로 향하여 움직임. 발의 내측모서리가 내려가고 외측모서리가 올라감
- **Extention(신전)**: 팔다리의 관절이 곧게 펴짐
- **Flexion(굴곡)**: 팔다리의 관절을 굽힘
- **Ganglion(신경절)**: 손목 등쪽에 흔히 존재하는 관절낭 또는 힘줄집에 있는 둥글고 낭성의 비압통성 결절
- **Hallux valgus(외반무지)**: 엄지발가락이 옆으로 또는 밖으로 치우침
- **Inversion(내번)**: 발바닥이 안으로 움직임. 발의 내측모서리가 올라가고 외측모서리가 내려감
- **Kyphosis(척추후만증)**: 흉추의 후만곡이 비정상적으로 전면으로 함몰된 상태
- **Ligament(인대)**: 뼈와 뼈를 직접 연결시켜 관절을 강화시키는 섬유성 밴드
- **Lordosis(척추전만증)**: 등의 허리부위가 비정상적으로 전면으로 함몰된 상태
- **Nucleus pulposus(수핵, 수질핵)**: 추간 연골의 중심 부분
- **Olecranon process(팔꿈치머리, 주두)**: 척골의 근위 돌출부로 팔꿈치를 형성하며 전완을 신전했을 때, 상완골의 주구와 안에 꼭 맞춰지는 부분
- **Patella(슬개골)**: 무릎관절 앞에 있는 편평한 삼각형의 뼈. 무릎덮개
- **Plantar(족저의)**: 발의 발바닥 부분
- **Pronation(회내)**: 손바닥을 아래쪽을 향하도록 전완부를 돌리는 것
- **Protraction(내밀기)**: 신체 부위를 앞쪽으로 바닥과 평행하게 움직이는 것
- **Range of motion(ROM-운동범위)**: 최대 신전에서 굴곡까지 관절의 움직임. 움직이는 원의 각도로 측정됨
- **Retraction(퇴축)**: 신체부위를 뒤쪽으로 바닥과 평행하게 움직이는 것
- **Rheumatoid arthritis(류마티스성 관절염)**: 관절과 주변 결체조직의 만성 전신성 염증질환
- **Sciatica(좌골신경통)**: 대퇴와 다리를 지나는 좌골 신경로를 따라서 나타나는 신경통
- **Scoliosis(척추측만증)**: 흉추가 S자로 휜 상태
- **Supination(회외)**: 손바닥을 위로 향하도록 전완부를 돌리는 것
- **Talipes equinovarus(clubfoot-만곡족)**: 발의 선천성 기형. 발바닥이 굴곡되고 오목해짐
- **Tendon(건)**: 골격근을 뼈에 붙여주는 섬유성 결체조직
- **Torticollis(사경)**: 경부근육의 수축상태로 머리의 위치가 어느 한쪽으로 치우친 비정상적인 상태

학습지침

참고문헌과 시청각 자료의 내용을 학습한 후 다음 질문에 답하시오.

1. 활액 관절과 비활액 관절을 구분하시오.

2. 관절의 급성 염증을 나타내는 4가지 증상에 대해 설명하시오.

3. 다음을 구분하시오.

Dislocation(탈구, 전위) ______________________________

Subluxation(아탈구) ______________________________

Contracture(구축, 경축) ______________________________

Ankylosis(강직증) ______________________________

4. 능동적 운동범위와 수동적 운동범위 검사를 구분하시오.

5. 다리길이 재는 방법에 대해 설명하시오.

6. 노인의 기능적 사정을 할 때, 다음의 방법을 시도할 경우 노인의 일반적인 적응상태를 기술하시오.

걷기 ______________________________

계단 오르기 ______________________________

계단 내려오기 ______________________________

바닥에서 물체를 들어올리기 ______________________________

의자에 앉았다 일어서기 ______________________________

침대에 누웠다 일어서기 ______________________________

7. 수근터널증후군(carpal tunnel syndrome)에 대한 증상과 증후를 기술하시오.
이것을 검진하기 위한 2가지 방법을 말하고 설명하시오.

8. 류마티스성 관절염에서 swan neck 기형과 boutonniere 기형에 대해 그려보고 기술하시오.

9. 골관절염에서 Bouchard's nodes와 Heberden's nodes를 구분하시오.

■ 다음 그림의 표시된 곳에 명칭을 쓰시오.

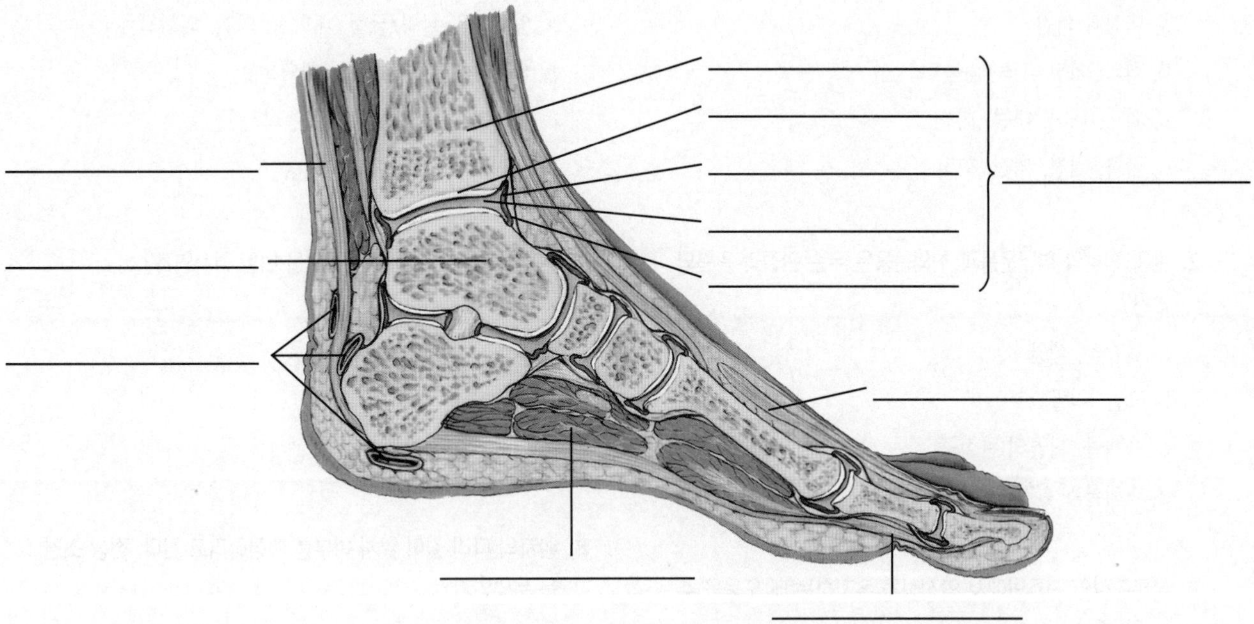

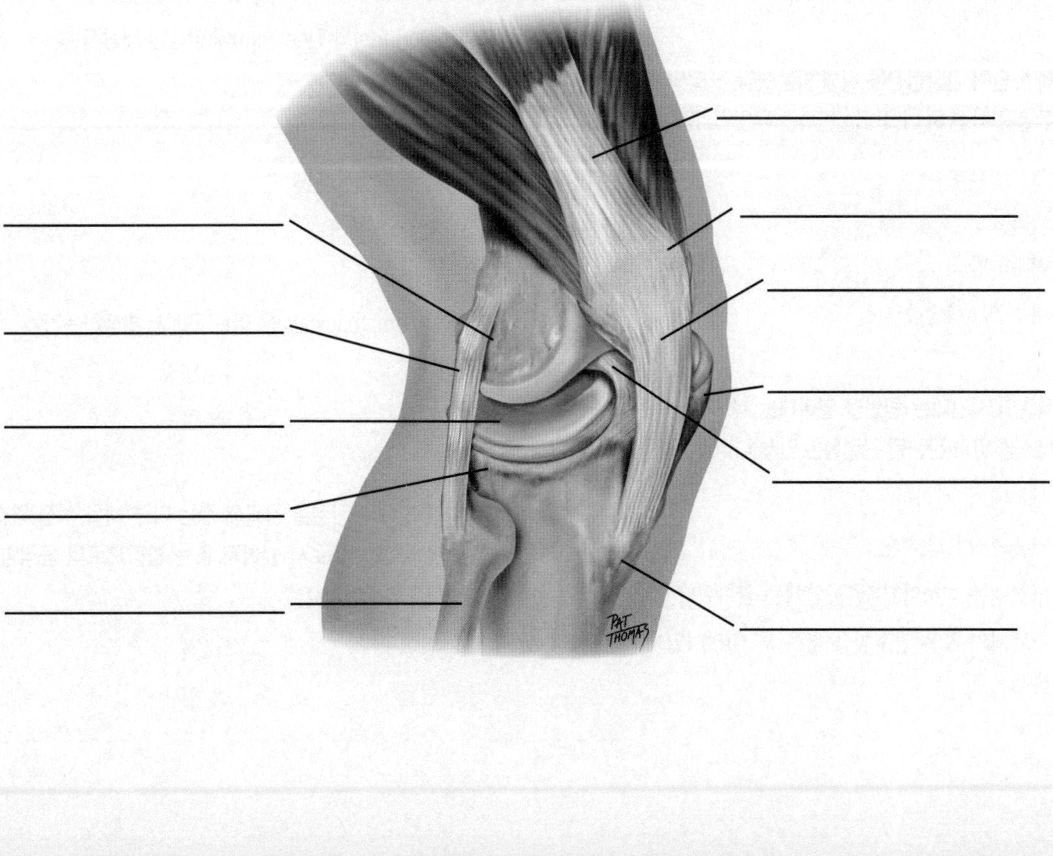

학습문제

1. 척추를 사정하는 동안 환자에게 검사해야 할 것은?
a. 내전과 외전
b. 회외, 외전, 후퇴(퇴축)
c. 외전, 내전, 내번, 회전
d. 굴곡, 신전, 외전, 회전

2. 손과 전박의 회내운동과 회외운동은 무슨 관절과 관련되는가?
a. 견갑골, 쇄골
b. 요골, 척골
c. 슬개골, 비골의 관절구
d. 대퇴골과 관절구

3. 무릎관절의 전후방에서 안전성을 유지하는 데 도움을 주는 것은?
a. 중간과 바깥쪽의 슬관절
b. 슬개골 건과 인대
c. 중간의 부수적 인대와 사두근
d. 전방과 후방의 십자형 인대

4. 70세 노인이 건강검진을 위해 방문했다. 노화와 관련되어 척주굴곡 시 흔히 나타나는 변화는 무엇인가?
a. 척추전만증
b. 측만증
c. 척추후만증
d. 외측(옆) 측만증

5. 관절통의 시간대는 원인을 알아내는 데 도움을 준다. 류마티스성 열과 관련된 관절통은 언제 나타나는가?
a. 아침에 더 심하다.
b. 낮 동안 더 심하다.
c. 아침에는 심하다가 낮 동안에는 완화된다.
d. 치료되지 않은 인후통을 겪은 후 10~14일째 발생한다.

6. 어깨 검진에 포함되는 4가지 동작은 무엇인가?
a. 앞쪽으로 굴곡/굽힘, 내회전, 외전, 외회전
b. 외전, 내전, 회내운동, 회외운동
c. 순환(원)운동, 내번, 외번, 회전
d. 외번, 퇴축, 내밀기, 원운동

7. 팽윤징후(bulge sign)은 무엇을 위한 검사인가?
a. 슬개골 상낭 종창
b. carpal tunnel syndrome
c. Heberden's nodes
d. olecranon bursa 염증(감염)

8. 환자의 다리 길이 일치 여부를 측정하려고 한다. 정상 소견은 무엇인가?
a. 다르지 않음
b. 0.5cm 다름
c. 차이가 서로 1cm 미만이다.
d. 2cm 다름

9. Phalen test와 Tinel sign에 양성인 대상자는?
a. 찢어진 반월판
b. 무지외반증(hallux valgus)
c. 수근터널증후군
d. 테니스 엘보우

10. 조혈(hematopoiesis)은 어느 곳에서 발생하는가?
a. 간 b. 비장
c. 신장 d. 골수

11. 하나의 뼈와 관절을 강화해 주는 다른 뼈를 직접 연결해주는 섬유성 밴드로서 원하지 않는 방향으로의 움직임을 예방하도록 돕는 것은?
a. 활액낭 b. 건
c. 연골 d. 인대

■ **A항목과 B항목을 연결하시오.**

A항목: 움직임(동작)	B항목: 설명
12. ______________ 굴곡	a. 손바닥을 위로 향하도록 전박을 돌린다.
13. ______________ 신전	b. 관절의 지절이 구부러진다.
14. ______________ 외전	c. 신체부위를 낮게 한다.
15. ______________ 내전	d. 손바닥을 아래로 향하도록 전박을 돌린다.
16. ______________ 회내운동	e. 관절의 지절을 똑바르게 한다.
17. ______________ 회외운동	f. 신체 부분을 올린다.
18. ______________ 원운동	g. 신체의 중심으로부터 지절을 멀어지도록 움직인다.
19. ______________ 내번	h. 바닥과 평행하게 신체부위를 뒤쪽으로 움직인다.
20. ______________ 외번	i. 신체의 중심으로 향하도록 지절을 움직인다.
21. ______________ 회전운동	j. 팔을 어깨의 주위로 원을 그리며 움직인다.
22. ______________ 내밀기	k. 발의 발바닥이 발목의 바깥쪽을 향하게 움직인다.
23. ______________ 후퇴(퇴축)	l. 지상에서 전방으로 평행하게 신체를 움직인다.
24. ______________ 거상	m. 발의 발바닥이 발목의 안쪽을 향하게 움직인다.
25. ______________ 강하	n. 중심축 주위로 머리를 움직인다.

실습

이제 근골격계 사정을 실습할 준비가 되었다. 실습목적은 실습실에서 동료에게 또는 임상에서 대상자에게 전체적인 검진을 연습하기 위해서이고, 다음에 설명하는 것들을 알기 위함이다.

실습목적

1. 동료나 환자로부터 얻은 전체적인 건강력에서 근골격계와 관련된 증상와 징후에 대한 지식을 확인하고 설명한다.
2. 근육, 뼈, 관절의 크기, 대칭, 종창, 소결절, 기형, 위축 그리고 능동운동범위를 사정함으로써 근골격계의 시진과 촉진을 시행한다.
3. 기능적 ADL(일상생활 활동)을 사정한다.
4. 과거력과 신체검진 소견을 정확히 기록하고, 건강상태를 사정하며, 간호계획을 세운다.

지침

검진 장소와 기구를 준비한다. 손을 씻는다. 시작하기 전에 환자가 편안하게 느낄 수 있도록 해준다. 동료에게 실습실에서 검진을 연습한다. 절차에 따라 적절한 안내를 한다. 검진 소견은 주어진 양식에 기록한다.

학생활동 기록지를 주목한다. 이것은 검사자로서 가져야 할 필수적인 행동목록을 나타내며, 근골격계 검진의 임상교육을 평가하기 위해 당신의 평가자에 의해 사용될 것이다.

실습활동 – 근골격계 검진

- 다음 양식에 따라 친구나 가족 중 한 사람을 선택하여 전반적인 조사를 실시한다.
- 검진 결과, 비정상으로 판단된 사정 결과는 빨간색으로 밑줄을 긋고 그 이유를 설명한다.

대상자 이름 ______________ 나이 ________ 성별 ________ 직업(과거/현재) ________________________

검진자 이름 ______________ 검진일시 ____

I. 건강력

	없다	있다(있다면 상태를 쓰시오)
1. 관절에 통증이 있는가?		
2. 관절이 뻣뻣한가?		
3. 관절에 부종, 발열, 발적이 있는가?		
4. 관절운동의 제한이 있는가?		
5. 근육통이나 경련이 있는가?		
6. 뼈나 관절에 변형이 있는가?		
7. 뼈에 사고나 외상을 받았는가?		
8. 요통의 경험이 있는가?		
9. 일상활동을 하는 데 문제가 있는가? (목욕, 화장실 사용, 옷 입기, 몸치장, 식사, 움직임, 의사소통 등)		

II. 신체검진 [준비물품: 관절각도계(goniometer), 줄자]

A. 경추(목)

1. 시진

외형 ____

피부색, 종창 ____

덩어리 또는 변형 ____

2. 촉진

온도 ____

통증 ____

종창 혹은 덩어리 ____

3. 능동적 운동범위(ROM)

굴곡 ____________________ 신전 ____________________

측면굴곡 R ____________________ L ____________________

회전 R ____________________ L ____________________

B. 견관절(어깨)

1. 시진

외형 ____________________

피부색, 종창 ____________________

덩어리 또는 변형 ____________________

2. 촉진

온도 ____________________

통증 ____________________

종창 혹은 덩어리 ____________________

3. 능동적 운동범위(ROM)

굴곡 ____________________ 신전 ____________________

외전 ____________________ 내전 ____________________

내회전 ____________________ 외회전 ____________________

C. 주관절(팔꿈치, Elbow)

1. 시진

외형 ____________________

피부색, 종창 ____________________

덩어리 또는 변형 ____________________

2. 촉진

온도 ____________________

통증 ____________________

종창 혹은 덩어리 ____________________

3. 능동적 운동범위(ROM)

굴곡 ____________________ 신전 ____________________

회외 ____________________ 회내 ____________________

D. 손목과 손

1. 시진

외형 ____________________

피부색, 종창 ____________________

덩어리 또는 변형 ____________________

2. 촉진

온도 ____________________

통증 ____________________

종창 혹은 덩어리 ____________________

3. **능동적 운동범위**(ROM)

손목 굴곡 ______________ 신전 ______________

손가락 굴곡 ______________ 신전 ______________

척골 편위(deviation) ______________ 요골 편위 ______________

손가락 펼치기 ______________ 주먹 쥐기 ______________

엄지의 대립 ______________

E. 고관절

1. **시진**

외형 ______________

피부색, 종창 ______________

덩어리 또는 변형 ______________

2. **촉진**

온도 ______________

통증 ______________

종창 혹은 덩어리 ______________

3. **능동적 운동범위**(ROM)

굴곡 ______________ 신전 ______________

외전 ______________ 내전 ______________

내회전 ______________ 외회전 ______________

F. 무릎

1. **시진**

외형 ______________

피부색, 종창 ______________

덩어리 또는 변형 ______________

2. **촉진**

온도 ______________

통증 ______________

종창 혹은 덩어리 ______________

3. **능동적 운동범위**(ROM)

굴곡 ______________ 신전 ______________

걷기 ______________ 무릎 구부리기 ______________

G. 발목과 발

1. **시진**

외형 ______________

피부색, 종창 ______________

덩어리 또는 변형 ______________

2. 촉진

온도 ______

통증 ______

종창 혹은 덩어리 ______

3. 능동적 운동범위(ROM)

족배굴곡 ______ 족저굴곡 ______

내번 ______ 외번 ______

H. 척추

1. 시진

척추선이 똑바른가? ______

좌우 어깨, 견갑골, 장골능, 엉덩이가 수평으로 놓여 있나? ______

팔과 몸통 사이가 양쪽이 같은 간격으로 벌어져 있나? ______

몸통과 무릎, 발이 정렬되어 있나? ______

측면의 곡선을 관찰: 경추, 흉추, 요추 ______

2. 촉진

척추의 극돌기 ______

압통 ______

3. 능동적 운동범위(ROM)

굴곡 ______ 신전 ______

측면굴곡 Rt ______ Lt ______

회전 Rt ______ Lt ______

I. 기능사정(필요한 경우)

걷기(신을 신고) ______

계단 오르기 ______

계단 내려가기 ______

바닥에 놓인 물건집기 ______

의자에서 일어나기 ______

누웠다가 일어나기 ______

J. 추가검사(필요한 경우)

Phalen's test ______

Tinel's sign ______

팽윤징후(Bulge sign) ______

부구감(Ballottement)검사 ______

맥머레이검사(McMurray's test) ______

하지직거상검사(SLR) ______

다리 길이의 측정 ______

SOAP 양식으로 사정 결과를 요약한다.

Subjective (병원 방문 이유, 건강력)

Objective (신체검진 소견)

Assessment (문제의 사정, 진단)

Plan (진단적 평가, 추후 관리, 교육)

[학생 활동 기록지]

근골격계 기본 활동	Yes	No	비고
건강력, 기능, 자가 간호사정			
도구 준비			
줄자			
각도계			
피부에 표시할 수 있는 펜			
필요하다면 전등			
privacy 제공			
손 씻기			
대칭성 관찰			
각 관절 시진			
크기			
윤곽			
관절운동범위/제한			
관절 주위 피부와 조직 시진			
색깔			
종창			
덩어리			
변형			
각 관절 촉진			
열감			
압통			
종창			
덩어리			
관절운동범위 측정			
근육강도 측정			
관절마다 소견 기록			
악관절			
경추			
어깨			
팔꿈치			
손목			
손			
엉덩이			
무릎			
Ballottement test			
McMurray's test			
발목			
발			
소견 기록			

CHAPTER

18

신경계
Neurologic System

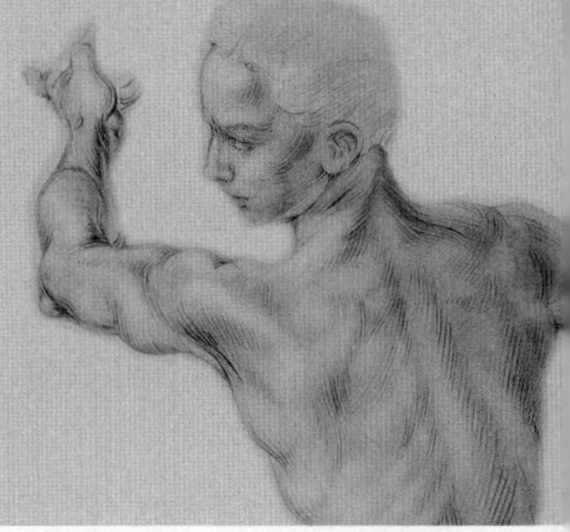

학습목표

1. 뇌신경, 소뇌, 운동계, 감각계, 반사를 중심으로 신경계의 구조와 기능에 대해 학습한다.

2. 신경계 검진 방법과 이론적 근거를 이해한다.

3. 2장에서의 정신상태 사정과 함께 신경계의 정확한 사정을 할 수 있다.

4. 사정 결과를 적절한 용어를 사용하며 정확히 기록할 수 있다.

학습내용

Jarvis, *Physical Examination and Health Assessment,* 8th ed., Chapter 24, pp.625~682.

Anderson, J.A. (2014). The golden hour: performing an acute ischemic stroke workup. *Nurse Pract, 39*(9), 22~30.

임경춘 외(2020), 건강사정 8판, Chapter 21, pp.489~536.

용어

참고문헌의 내용을 학습한 후 다음 용어를 공부한다. 단어에 대한 오른쪽의 정의와 정확한 개념을 크게 말한다.

- **Agnosia(인지불능증):** 감각적인 자극을 통해 친근한 물체나 사람을 인지할 수 있는 능력이 전체적 또는 부분적으로 소실된 상태
- **Agraphia(실서증):** 대뇌피질의 언어중추 손상으로 인한 쓰기 능력이 상실
- **Amnesia(기억상실, 건망증):** 뇌손상 또는 심한 정서적 상해에 의한 기억의 상실
- **Analgesia(무통각증):** 통증감각의 감소나 결여
- **Aphasia(실어증):** 언어를 이해하는 능력의 상실, 말하기, 쓰기, 신호 등을 이용하여 표현하는 능력의 상실

- **Apraxia(실행증)**: 감각소실과 운동손상으로 인해 목적하고자 하는 바를 수행하는 능력의 상실
- **Ataxia(운동실조증)**: 운동 협조 능력이 손상
- **Athetosis(무정위운동증)**: 뱀이나 벌레의 움직임처럼 느리고 꿈틀거리며 연속적인 불수의적 움직임이 특징인 신경근육상태
- **Chorea(무도병)**: 사지, 몸통, 얼굴의 갑작스럽고 빠른, 경련성의 의도하지 않은 움직임
- **Clonus(간대성 경련)**: 갑작스런 긴장에 대한 반응으로 자신의 의사와는 상관없이 급격하게 교대하는 근육의 수축과 이완이 특징
- **Coma(혼수)**: 자발적인 눈뜸이나 통증이 강한 자극에 반응이 결여된 깊은 무의식상태
- **Decerebrate rigidity(제뇌강직, 대뇌제거강직)**: 팔은 딱딱하게 신전, 내전, 내회전되고 다리는 딱딱하게 신전, 족저굴곡된 상태
- **Decorticate rigidity(제피질강직, 피질박리강직)**: 손목과 손가락은 굴곡된 채 팔은 내전, 굴곡되고 다리는 신전과 내회전되며 족저굴곡된 상태
- **Dysarthria(구음장애)**: 중추 또는 말초 운동신경의 손상으로 인해 언어근육의 조절에 문제가 생겨 발음을 어렵게 하거나 잘 못하는 상태
- **Dysphasia(언어장애, 실어증)**: 적절한 순서로 낱말을 배열하는 능력이 부족하며 조화롭지 못한 말하기 장애
- **Extinction(소멸)**: 적합한 반응이 사라진 상태
- **Fasciculation(근다발수축)**: 사지의 움직임이 없는 상태의 휴식 중인 근육에서 나타나는 빠르고 계속적인 연축
- **Flaccidity(무기력, 이완)**: 근육긴장의 결여
- **Graphesthesia(서화감각)**: 피부 위에 쓴 것을 인식하는 지각능력
- **Hemiplegia(편마비, 반측마비)**: 주로 뇌졸중으로 인해 신체의 한 측면의 근력이 소실된 상태. 뇌손상 부위의 반대편에 마비가 나타난다.
- **Lower motor neuron(하부운동신경원)**: 중추신경계에 있는 세포체가 신경섬유를 통해 말초신경계로 확대되는 운동신경원
- **Myoclonus(간대성 근경련)**: 근육의 갑작스러운 수축
- **Nuchal rigidity(목경직)**: 목부위가 뻣뻣함
- **Nystagmus(안구진탕증)**: 눈이 이리저리 흔들림
- **Paralysis(마비)**: 운동신경이나 근육섬유의 문제로 인한 운동기능의 감소 또는 소실
- **Paraplegia(하반신마비)**: 하지와 몸통의 운동이나 감각을 소실한 상태
- **Paresthesia(감각이상, 지각이상)**: 감각이상, 감각 저하, 저림, 또는 핀이나 주사바늘로 지르는 듯한 느낌, 뭔가가 기어다니는 느낌의 비정상적인 감각
- **Point localization(자극위치 식별)**: 피부를 건드렸을 때 정확하게 구별할 수 있는 능력
- **Proprioception(고유감각)**: 공간에서 신체의 움직임, 위치를 인지하는 감각정보

- **Spasticity(경련성/경직성 근긴장상태):** 심부건반사의 증가와 함께 근육의 과긴장상태로 근육 신장에 저항이 계속해서 증가된 상태
- **Stereognosis(입체감각):** 눈을 감고 있는 동안 물체의 본질이나 형태, 무게를 통해 물체를 인지하는 능력
- **Tic(틱, 경련):** 윙크나 얼굴 찡그림처럼 근육이 불수의적으로 반복되는 움직임
- **Tremor(진전, 떨림):** 골격의 수축과 이완이 교대로, 불수의적으로 일어나 주기적 또는 목적 없이 떠는 움직임
- **Two-point discrimination(두지점식별):** 피부 두 부위에 동시에 촉각 자극을 주고 그 차이를 알아내는 능력을 검사
- **Upper motor neuron(상위운동신경원):** 중추신경계 안에 위치한 신경

학습지침

참고문헌과 시청각 자료의 내용을 학습한 후 다음 질문에 답하시오.

1. 다음은 중추신경계 구성요소이다. 주요 기능에 대해 나열하시오.

대뇌피질–전두엽 ______________________

대뇌피질–두정엽 ______________________

대뇌피질–측두엽 ______________________

대뇌피질–Wernicke's area ______________________

대뇌피질–Broca's area ______________________

기저신경절 ______________________

시상 ______________________

시상하부 ______________________

소뇌 ______________________

중뇌 ______________________

뇌교 ______________________

수질 ______________________

척수 ______________________

2. 중추신경계에서 2개의 주요 감각전도로로 조정되는 일차 감각들을 나열하시오.

3. 각각의 조정되는 운동유형을 포함한 중추신경계의 주요 3가지 운동전도로에 대해 기술하시오.

4. 상위운동신경원과 하위운동신경원을 구별하시오.

5. 심부건반사의 5가지 요소를 나열하시오.

6. 신경계에 대한 건강력을 수집할 때 사정해야 하는 주요 부위를 나열하시오.

7. 12개의 뇌신경 각각을 검사하는 방법에 대해 기술하시오.

8. 소뇌기능의 3가지 검사에 대해 나열하고 기술하시오.

9. 통증, 온도, 촉감, 진동, 자세에 대한 감각계 검사방법에 대해 기술하시오.

10. 심부건반사의 4-point grading scale에 대해 정의하시오.

11. 다음 반사는 어느 척추 수준이 손상받지 않았음을 나타내는지 기술하시오.

이두근반사 ______________________________

삼두근반사 ______________________________

상완요골근반사 ______________________________

사두근(무릎) 반사 ______________________________

아킬레스반사 ______________________________

12. 신경계 손상으로 입원한 환자에게 제공되는 신경계 검진을 나열하시오.

13. Glasgow Coma scale 사정의 3가지 항목을 나열하시오.

■ 다음 그림의 표시된 곳에 명칭을 쓰시오.

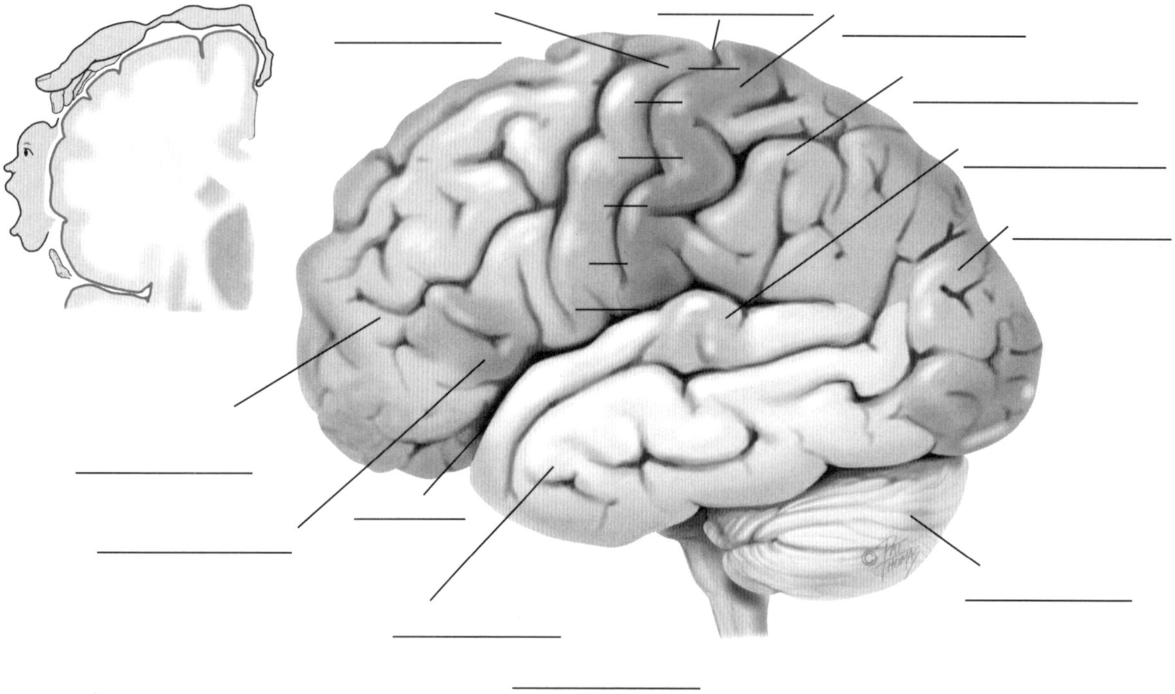

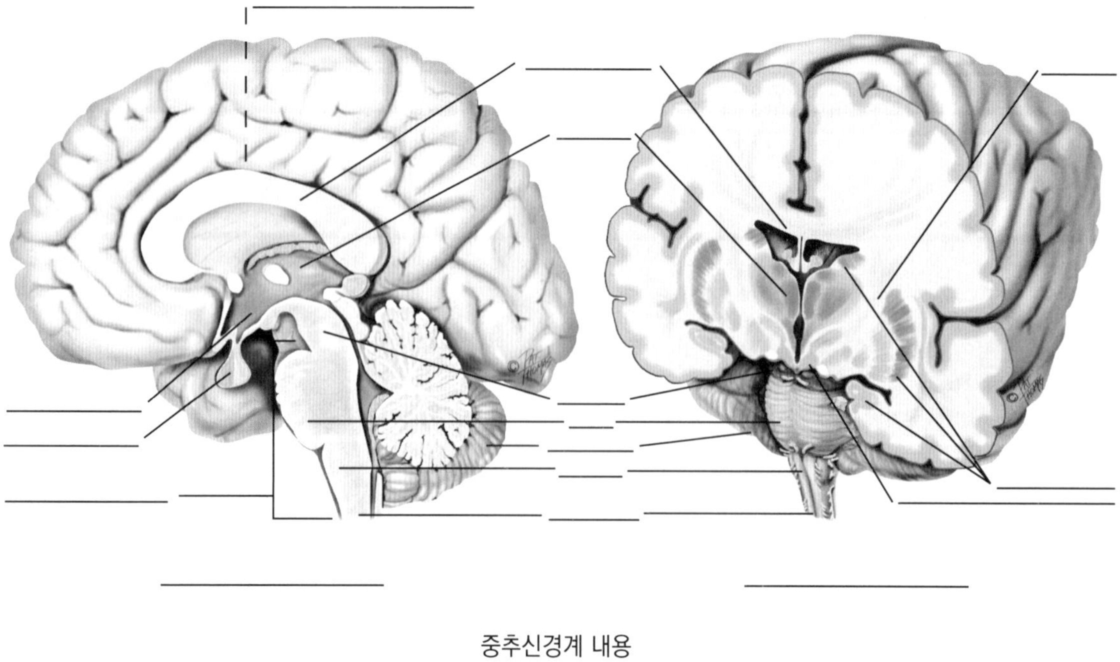

중추신경계 내용

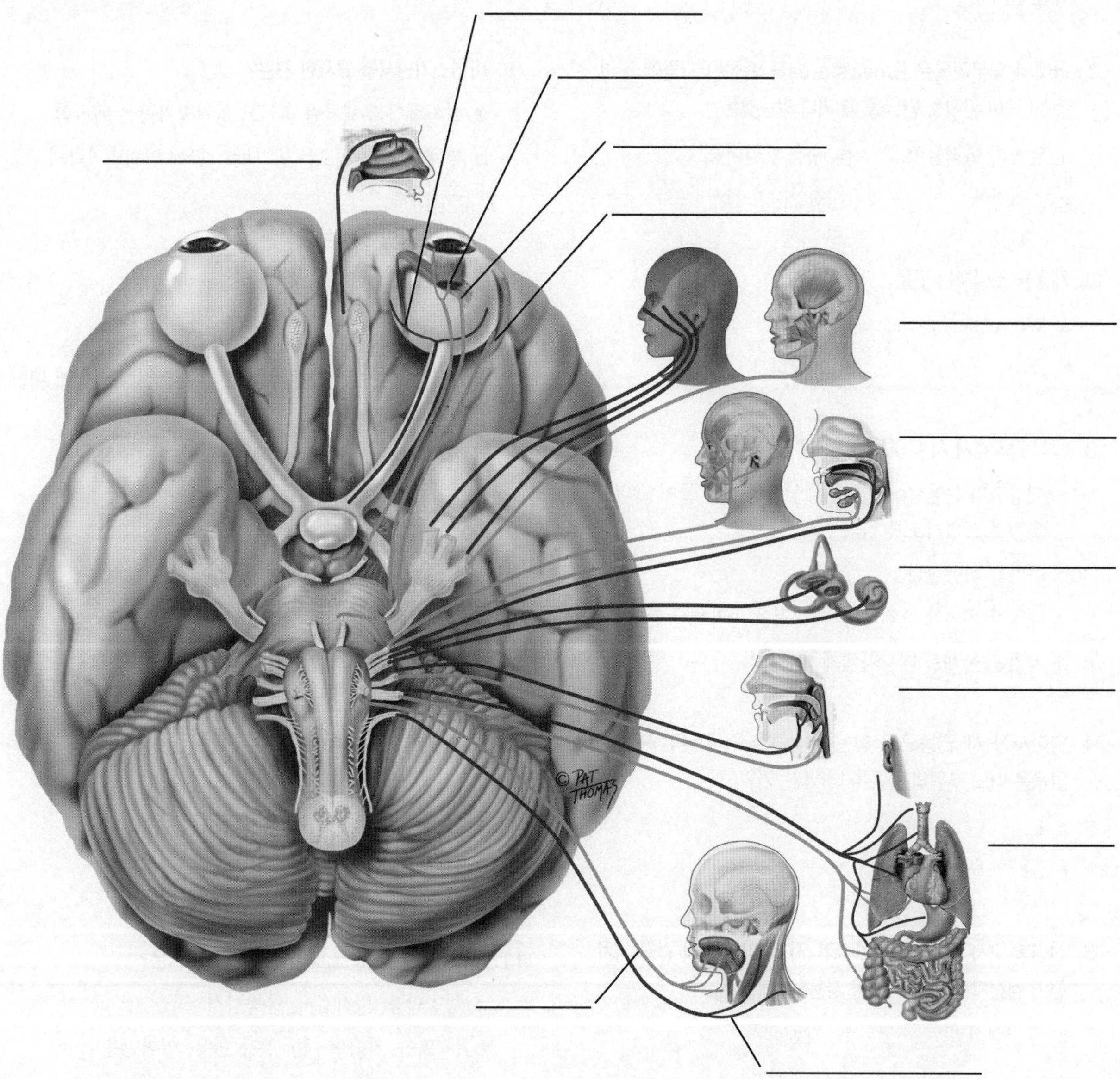

각 뇌신경의 이름을 쓰고, S(감각), M(운동), MX(혼합)으로 나타내시오.

학습문제

1. 아래의 의무기록은 Broca's area가 손상된 사람에 관한 것이다. 이 환자를 만났을 때 기대되는 것은?

a. 말하기 어려움 b. 수용성 실어증
c. 시각장애 d. 불안정한 감정

2. 체온을 조절하는 곳은?

a. Wernicke's area b. 시상
c. 소뇌 d. 시상하부

3. 입체 감각검사 시 무엇을 하는가?

a. 대상자의 눈을 감게 한 후 대상자의 팔을 들어 팔의 위치를 설명하도록 한다.
b. 음차를 사용한다.
c. 대상자의 손에 동전을 놓고 그것을 파악하게 한다.
d. 차가운 물체를 대상자에게 대어본다.

4. 영아사정 시 면봉으로 항문 괄약근을 자극한다. 반응이 없음은 어느 부위의 결손을 나타내는가?

a. L2 b. T12
c. S2 d. C5

5. 신경학 검사 시 건반사가 나타나지 않았다. 다시 건을 치기 전에 검진자는 어떤 기술을 사용하는가?

a. 두지점식별 b. 강화
c. 진동 d. 서화감각

6. 소뇌기능 사정 시 사용되는 검사는?

a. 근육 크기와 강도 b. 뇌신경검사
c. 조정력-한발로 뛰기 d. 척수시상로 검사

7. 바빈스키반사가 유발되기 위한 방법은?

a. 아킬레스건을 가볍게 두드린다.
b. 뒤꿈치에서 볼부위로 발의 발바닥 외측을 긁는다.
c. 대상자에게 독한 냄새를 맡게 한다.
d. heel to toe 걸음을 관찰한다.

8. 바빈스키반사를 묘사한 것은?

a. 발가락이 부채처럼 펴지고 엄지발가락은 배굴됨
b. 부채처럼 펴진 모든 발가락과 함께 엄지발가락의 족저굴곡
c. 건강 성인에게 기대되는 반응
d. 자극으로부터 자극된 사지의 금단 증상

9. 노인성 진전은 파킨슨병과 비슷하다. 노인성 진전에 대한 설명이 아닌 것은?

a. 마치 예, 아니요의 반응처럼 머리를 끄덕임
b. 강직과 자발적 움직임이 약해짐
c. 손의 진전
d. 혀의 돌출

10. 파킨슨병을 가진 사람의 특징적인 언어 형태는 무엇인가?

a. 혼동된 말투(garbled manner)
b. 크고 긴급함
c. 느리고 단조로움
d. 단어 혼돈

11. Glasgow Coma scale(GCS)의 세 영역은?

a. 동공반응, 반사검사, 통증사정
b. 눈 뜨기, 자극에 대한 운동 반응, 언어반응
c. 섬세한 촉각, 입체각, 자세감각
d. 지남력, 빠르고 신속한 교대운동, 롬베르그검사

12. 65세 남성노인이 성격과 이해능력의 변화가 두드러진다. 또한 울고 매우 쉽게 화낸다. 이러한 행동들을 담당하고 있는 대뇌엽은 ________________이다.

a. 전두엽 b. 두정엽
c. 후두엽 d. 측두엽

■ **A항목과 B항목을 연결하시오.**

A항목: 뇌신경		B항목: 기능
13. ________	Olfactory(후각)	a. 혀의 움직임
14. ________	Optic(시각)	b. 시력
15. ________	Oculomotor(안구운동)	c. 눈에서 측면의 움직임
16. ________	Trochlear(활차)	d. 청력, 균형
17. ________	Trigeminal(삼차신경)	e. 말하기, 삼키기, 경동맥동, 경동맥반사
18. ________	Abducens(외전)	f. 냄새
19. ________	Facial(안면)	g. 동공 수축, 눈의 바깥쪽, 아래쪽, 안쪽으로 움직임
20. ________	Acoustic(청각)	h. 저작, 얼굴과 두피, 각막의 감각
21. ________	Glossopharyngeal(설인)	i. 발성, 삼키기, 혀 뒤 1/3 부위의 맛
22. ________	Vagus(미주)	j. 승모근과 흉쇄유돌근의 움직임
23. ________	Spinal(척추)	k. 눈이 아래 그리고 안쪽으로 움직임
24. ________	Hypoglossal(설하)	l. 혀 앞쪽 2/3 부위의 맛, 눈감기

실습

이제 신경계 사정을 실습할 준비가 되었다. 실습목적은 실습실에서 동료에게 또는 임상에서 대상자에게 전체적인 검진을 연습하기 위해서이고, 다음에 설명하는 것들을 알기 위함이다.

실습목적

1. 동료나 대상자로부터 얻은 전체적인 건강력에서 신경계와 관련된 증상와 징후에 대한 지식을 확인하고 설명한다.

2. 뇌신경, 소뇌기능, 감각기관, 운동기관, 심부건반사 사정에 따른 신경계의 검사를 기술한다.

3. 건강력과 신체검진 소견을 정확히 기록하고, 건강상태를 사정하며, 간호계획을 세운다.

지침

검진 장소와 기구를 준비한다. 손을 씻는다. 동료에게 실습실에서 검진을 연습한다. 절차에 따라 적절한 안내를 한다. 검진 소견은 주어진 양식에 기록한다.

실습활동 – 신경계 검진

- 다음 양식에 따라 친구나 가족 중 한 사람을 선택하여 전반적인 조사를 실시한다.
- 검진 결과, 비정상으로 판단된 사정 결과는 빨간색으로 밑줄을 긋고 그 이유를 설명한다.

대상자 이름 ______________ 나이 ________ 성별 ________ 직업(과거/현재) ______________________

검진자 이름 ______________ 검진일시 ______________________________________

I. 건강력

	없다	있다(있다면 상태를 쓰시오)
1. 평소와 다른 심한 두통이 있는가?		
2. 두부 손상을 입은 적이 있는가?		
3. 현기증을 느낀 적이 있는가?		
4. 경련을 일으킨 적이 있는가?		
5. 손이나 얼굴에 진전이 있는가?		
6. 신체에 허약한(weakness) 부분이 있는가?		
7. 조정력에 문제가 있는가?		
8. 무감각이나 저림 등 감각이상이 있는가?		
9. 연하곤란이 있는가?		
10. 말하기에 어려움이 있는가?		
11. 환경이나 직업상 위험이 있는가?		
12. 뇌졸중, 척수손상, 뇌막염, 선천성 결함, 알코올 중독증의 과거력이 있는가?		

II. 신체검진 (준비물품: 검안경, 솜, 음차, 펜라이트, 설압자, 면봉, 반사용 망치, 안전핀)

A. 인지기능

1. **의식수준** ______________________________________

2. **의식내용** ______________________________________

지남력: 사람 ______________ 장소 ______________ 시간 ______________

기억 ______________________________________

기억회상 ______________________________________

주의집중 및 계산 ______________________________________

언어 및 판단력 ______________________________________

정서적 능력: 감정, 사고과정과 생각의 표현 ______________________________________

3. **환자의 일반적 외모와 행동을 평가** ______________________________________

B. 뇌신경

1. **후신경:** ________________

2. **시신경:** 시력 Rt/Lt ________ /________

시야 Rt/Lt ________ /________

3. **동안신경:** 동공크기 Rt/Lt ________ /________

동공모양 Rt/Lt ________ /________

대광반사 Rt/Lt ________ /________

하수증 유무 Rt/Lt ________ /________

3. **동안신경**, 4. **활차신경**, 6. **외전신경: 외안근운동** Rt/Lt ________ /________

5. **삼차신경:** 각막반사 Rt/Lt ________ /________

감각 ________________

운동 ________________

7. **안면신경:** 감각 ________________

운동 ________________

8. **청신경:** 청력 Rt/Lt ________ /________

평형 ________________

9. **설인신경:** 감각 ________________

운동 ________________

10. **미주신경:** 감각 ________________

운동 ________________

최토반사(gag reflex) ________________

11. **부신경** ________________

12. **설하신경** ________________

C. 운동계

1. 근육

크기(위축 여부) ____________________

불수의적 움직임 ____________________

근력 ____________________

근긴장도 ____________________

2. 걸음걸이 ____________________

3. 소뇌기능

빠르고 신속한 교대운동(Rapid alternative movement) ____________________

Finger-to-Fingr test ____________________

Heel to shin test ____________________

직렬보행 ____________________

Romberg's test ____________________

D. 감각신경

1. 척수시상로

통증 ____________________

온도 ____________________

가벼운 촉각 ____________________

2. 후주로

진동감각 ____________________

위치(운동감각) ____________________

식별감각

- 입체감각 ____________________
- 서화감각 ____________________
- 두지점식별 ____________________

E. 반사

	Bi	Tri	BR	P	A	PL(↑/↓)	Abd	Cre	Bab
R									
L									

심부건반사	표재성 반사
0 = 반응이 없다 1+= 약간 감소되어 있다(hypoactive) 2+= 정상 3+= 반사항진(hyperactive) 4+= 과다 반사활동(hyperactive with clonus)	0 = 반응이 없다 + = 존재한다 ↑ = dorsiflexion ↓ = plantar flexion

SOAP 양식으로 사정 결과를 요약한다.

Subjective (병원 방문 이유, 건강력)

Objective (신체검진 소견)

※ 아래의 그림에 검진 결과를 표시한다.

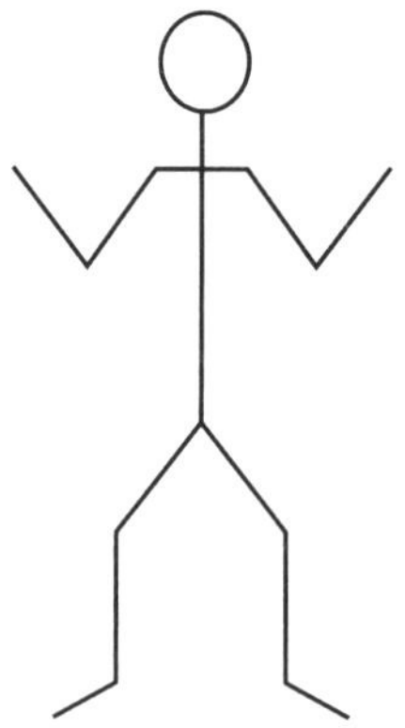

Assessment (문제의 사정, 진단)

Plan (진단적 평가, 추후 관리, 교육)

CHAPTER

19

남성비뇨생식기
Male Genitourinary System

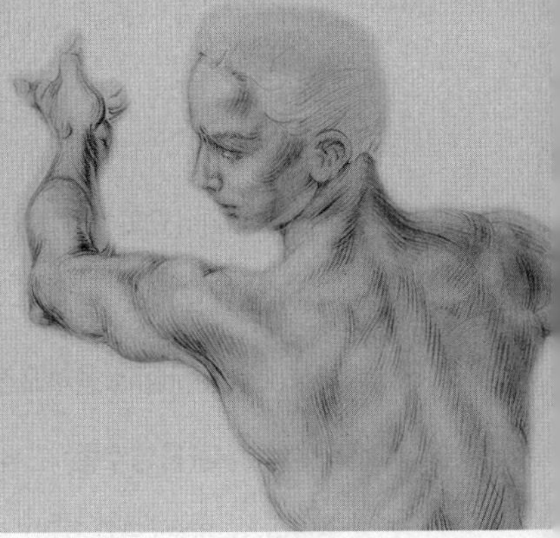

학습목표

1. 남성비뇨생식기의 구조와 기능에 대해 학습한다.
2. 남성비뇨생식기를 시진, 촉진하는 방법을 배운다.
3. 사정 결과를 적절한 용어를 사용하여 정확히 기록할 수 있다.

학습내용

Jarvis, *Physical Examination and Health Assessment*, 8th ed., Chapter 25, pp.683~712.

Thornton, C. P. (2016). Best practice in teaching male adolescents and young men to perform testicular self-examinations. *J Pediatr Health care, 30*(6), 518~527.

임경춘 외(2020), 건강사정 8판, Chapter 22, pp.537~561.

용어

참고문헌의 내용을 학습한 후 다음 용어를 공부한다. 단어에 대한 오른쪽의 정의와 정확한 개념을 크게 말한다.

- **Chancre(경성하감):** 매독의 증상으로 노란 장액성 분비물이 있는 붉고 둥근 표재성 궤양
- **Condylomata acuminata(첨형 콘딜로마, 생식기 사마귀-genital wart):** 인체유두종 바이러스(HPV)에 의해 생식기에 생기는 작고 부드러운 구진
- **Cryptorchidism(잠복고환증):** 고환 중 1개 또는 2개 모두가 음낭으로 내려오지 못해서 복부나 서혜부에 잠재해 있는 발달상 결함
- **Cystitis(방광염):** 방광과 요도의 감염상태
- **Epididymis(부고환):** 정자가 저장되는 고환이 상후면에 위치한 1쌍의 꼬아진(coiled) 관

- **Epispadias(요도상열)**: 귀두가 아닌 음경의 위쪽에 요도구가 있는 선천적 결함
- **Hernia(헤르니아, 탈장)**: 주로 서혜부나 대퇴관 근육벽의 약한 부위에 생긴 비정상적인 구멍을 통해 장기가 돌출되는 것
- **Herpes genitalis(음부포진)**: 바이러스에 의한 작고 통증이 있는 수포군이 특징적인 성매개질환
- **Hydrocele(음낭수종)**: 고환을 둘러싼 고환집막에 액체가 모이는 것
- **Hypospadias(요도하열)**: 귀두가 아닌 음경의 아래쪽으로 요도구가 있는 선천적 결함
- **Orchitis(고환염)**: 흔히 유행성 이하선염과 관련하여 잘 나타나며, 고환의 급성 염증상태
- **Paraphimosis(감돈포경)**: 음경의 포피가 음경 뒤로 붙어 고정된 상태
- **Peyronie's disease(페이로니병)**: 음경표면에 비압통성인 단단한 플라크가 형성되어 발기할 때 통증을 느끼게 되고 음경이 휘게 됨
- **Phimosis(포경)**: 음경의 귀두가 포피로 덮여 단단하게 고정된 상태
- **Prepuce(음경포피)**: 음경을 덮고 있는 늘어진 피부를 말하며 때로는 포경수술을 통해 제거됨
- **Priapism(지속 발기증)**: 음경이 지속적으로 발기하는 비정상적인 상태로 성욕과는 무관하고 통증을 동반
- **Spermatic cord(정삭)**: 복부의 심부 서혜부 고리에서 고환까지의 연결구조로 신경, 림프관, 혈관, 정관의 집합체
- **Spermatocele(정액낭)**: 부고환이나 고환망에 생긴 정자를 포함하는 낭성 부종
- **Torsion(염전, 꼬임)**: 정삭이 갑작스럽게 비틀림. 응급수술을 요함
- **Varicocele(정삭정맥류)**: 정삭이 넝쿨상 모양으로 확장된 정맥류
- **Vas deferens(정관, 수정관)**: 정자를 부고환에서 복부를 거쳐 요도로 운반하는 관

학습지침

참고문헌과 시청각 자료의 내용을 학습한 후 다음 질문에 답하시오.

1. 정자의 운반과 관련된 구조를 확인하시오.

2. 서혜관(inguinal canal)과 대퇴관(femoral canal)의 중요성에 대해 서술하시오.

3. 남아의 포피절개술의 장점과 단점을 나열하시오.

4. 남성비뇨생식기 검진 시 대상자와 검진자의 정신적 안정을 위한 환경조성에 대해 토의하시오.

5. 고환자가검진 교육에 포함되어야 할 교육 내용을 기술하시오.

6. 요도 기능을 사정하기 위한 임상검사를 나열하시오.

7. 남아의 고환 하강을 확인하는 이유를 기술하시오.

8. 포경과 감돈포경, 요도하열과 요도상열을 비교하시오.

9. 아래의 음낭 덩어리들의 신체적 특징과 임상적 의의를 비교하시오.

Epididymitis(부고환염) ____________________

Varicocele(정맥류) ____________________

Spermatocele(정액류) ____________________

Testicular tumor(고환암) ____________________

Hydrocele(음낭수종) ____________________

10. 아래 탈장의 해부학 특징과 임상적 의의에 대해 비교하시오.

간접 서혜부 탈장 ____________________

직접 서혜부 탈장 ____________________

대퇴 탈장 ____________________

■ 다음 그림의 표시된 곳에 명칭을 쓰시오.

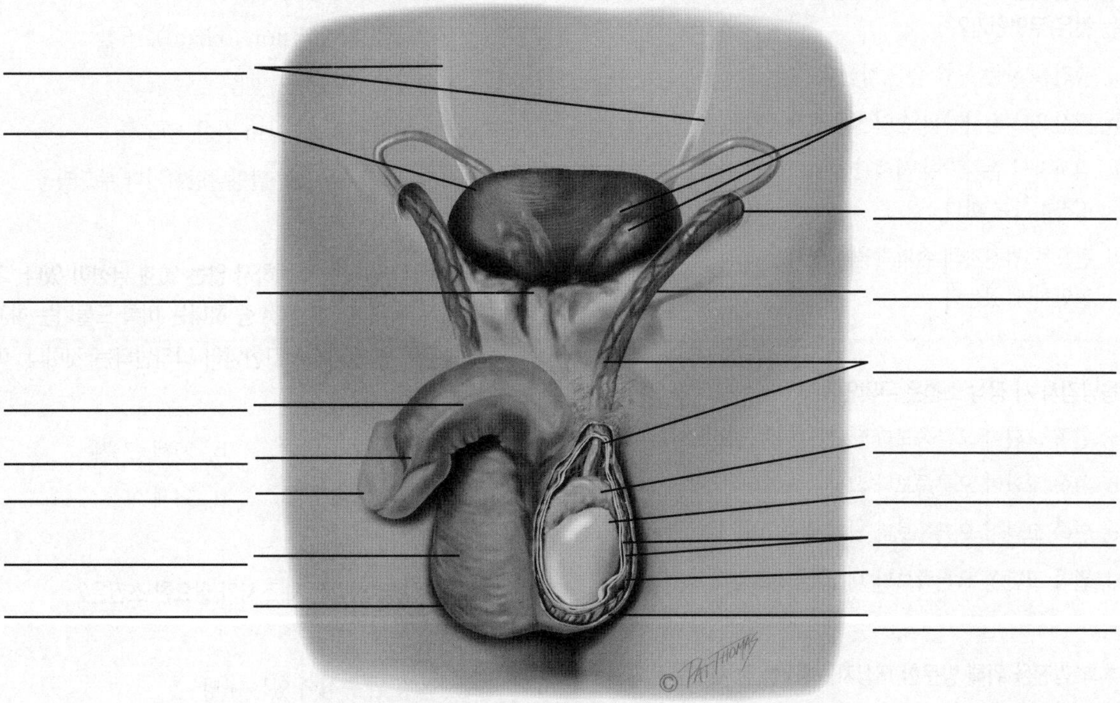

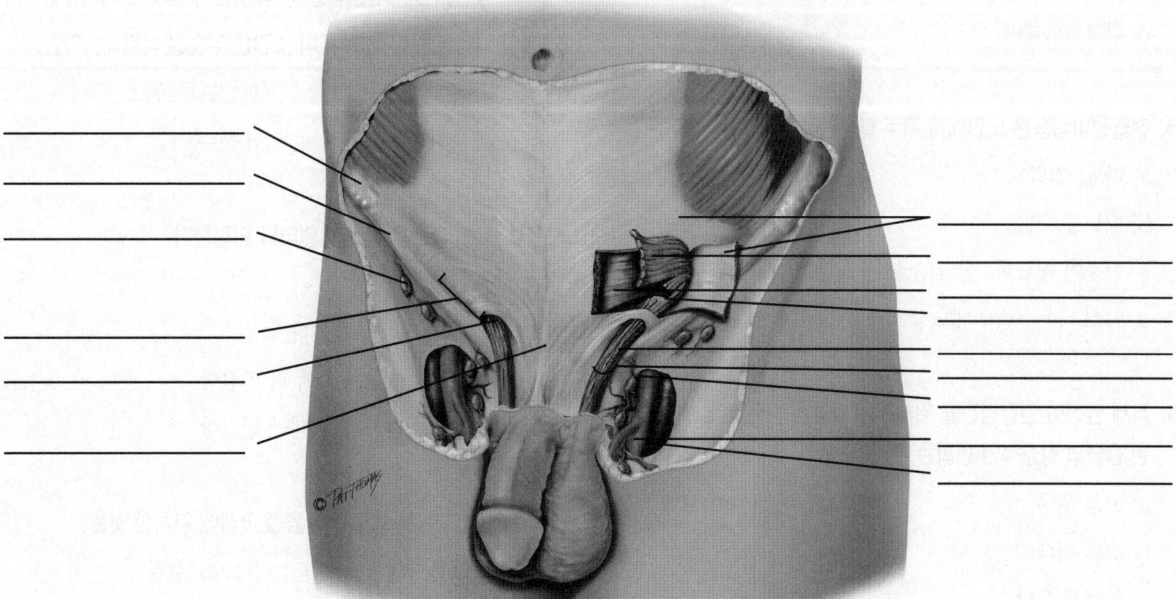

학습문제

1. 탈장 발견을 위해 시진과 촉진을 할 때, 대상자에게 설명해야 하는 것은 무엇인가?

a. 촉진을 하는 동안 숨을 참는다.

b. 직장으로 검사자의 손이 부드럽게 삽입된 후 기침을 한다.

c. 검사자의 손가락이 서혜관에 위치하면 아래로 힘을 주어 긴장하도록 한다.

d. 관으로 검진자의 손가락을 삽입하는 동안, 앙와위로 편안하게 있는다.

2. 음낭검사 시 정상 소견은 무엇인가?

a. 왼쪽 고환이 오른쪽보다 단단하게 촉진된다.

b. 왼쪽 고환이 오른쪽보다 크다.

c. 왼쪽 고환이 오른쪽보다 낮게 위치한다.

d. 왼쪽 고환이 오른쪽보다 더 많이 부드럽게 촉진된다.

3. 추후 검진을 위해 방문한 대상자는 6개월 전 새로운 약물을 복용했다. 그 약물류는 부작용으로 발기부전을 일으킬 수 있다. 간호사는 어떤 약물을 살펴보아야 하는가?

a. 해열제

b. 기관지확장제

c. 코르티코스테로이드제

d. 항고혈압제제

4. 전립선비대증은 노인에게 자주 발생한다. 나타나는 증상은?

a. 다뇨, 긴박뇨

b. 배뇨통, 핍뇨

c. 힘주어 배뇨함, 힘의 감소, 잔뇨감

d. 악취 나는 소변, 배뇨장애

5. 74세 남성이 건강검진을 위해 의료기관을 방문했다. 노화와 관련된 음낭의 정상적인 변화는 무엇인가?

a. 고환 위축

b. 고환 비대

c. 늘어진 음낭

d. 음낭 주름의 증가

6. 고환 촉진 시 정상 소견은 무엇인가?

a. 단단함, 딱딱함(firm to hard), 거침

b. 결절성, 덩어리가 있음

c. 2cm 넓이와 2~3cm 길이, 견고함

d. 단단함, 고무같이 말랑말랑하거나 부드러움

7. 고환자가검진을 수행하지 않는 20세 남성이 있다. 그에게 알려주어야 하는 것 중 하나는 비록 드물기는 하지만 다음의 연령대에서 고환암이 나타난다는 것이다. 어느 연령대인가?

a. 15세 미만　　b. 15세~34세

c. 35세~54세　　d. 55세 이상

8. 신생아(남아)검진 시 조사가 필요한 소견은?

a. 무고환

b. 음경 위 중심에 있는 구멍

c. 음낭의 주름

d. 음경의 길이가 2~3cm

9. 음낭의 투시(transillumination, 진단을 위해 광선을 투과시킴) 시 비압통성 덩어리가 투시로 붉은 빛깔이 나타남을 발견했다. 이 소견은 무엇을 나타내는가?

a. 음낭 탈출　　b. 음낭부종

c. 고환염　　d. 수종

10. 정상 고환은 압력에 얼마나 민감한가?

a. 약간

b. 전혀 민감하지 않다.

c. 오른쪽보다 왼쪽에 더 민감함

d. 염증소견이 있을 때만 민감함

11. 선천적으로 요도구가 음경 아래에 위치한 것은?

a. 요도하열　　b. 요도상열

c. 감각감퇴증　　d. 뇌하수체

12. 음경귀두에 표피가 유착되어 끌어넣는 것이 불가능하다. 이는 무엇인가?

a. 감돈포경

b. 포경

c. 치구

d. 배변곤란증

13. 사춘기 남아와 관련된 첫 신체적 증상은?

a. 키가 쑥쑥 자람

b. 음경이 늘어남

c. 정자 생산

d. 음모의 발달

e. 고환 확대

실습

이제 남성비뇨생식기 사정을 실습할 실습할 준비가 되었다. 프라이버시 유지를 위해 동료와 이 실습을 하지는 않는다. 대신 실습실의 교육용 마네킹이나 임상의 남성대상자에게 가능하다. 검진을 시작하기 전에 대상자와 검진자에게 안정감을 증가시킬 수 있는 방법과 대상자가 경험하게 될 느낌에 대해 토의한다. 대상자를 검진하기 전에 검진도구와 단계에 대해 토의하고 확신을 갖는다.

실습목적

1. 대상자로부터 얻은 전체적인 건강력에서 남성비뇨생식기와 관련된 증상와 징후에 대한 지식을 확인하고 설명한다.
2. 음경과 음낭을 시진과 촉진한다.
3. 탈장을 발견하기 위해 서혜부를 촉진한다.
4. 고환자가검진을 교육한다.
5. 건강력과 신체검진 소견을 정확히 기록하고, 건강상태를 사정하며, 간호계획을 세운다.

지침

검진 장소와 기구를 준비한다. 손을 씻는다. 검진을 하는 동안 장갑을 착용한다. 임상의 대상자에게 검진을 시행하고 절차에 따라 적절한 안내를 한다. 검진 소견은 주어진 양식에 기록한다. 학생 활동 기록지를 주목한다. 이것은 검진자로서 가져야할 필수적인 행동 목록을 나타내며, 고환자가검진의 교육을 평가하는 평가자가 사용할 것이다.

실습활동 – 남성비뇨생식기 검진

- 다음 양식에 따라 친구나 가족 중 한 사람을 선택하여 전반적인 조사를 실시한다.
- 검진 결과, 비정상으로 판단된 사정 결과는 빨간색으로 밑줄을 긋고 그 이유를 설명한다.

대상자 이름 ______________ 나이 ________ 성별 ________ 직업(과거/현재) ______________________

검진자 이름 ______________ 검진일시 ______________________________________

I. 건강력

	없다	있다(있다면 상태를 쓰시오)
1. 빈뇨, 긴급뇨, 야뇨가 있는가?		
2. 배뇨 시 통증이 있거나 화끈거리는가?		
3. 소변을 시작하기가 어려운가?		
4. 소변색이 뿌옇거나 악취가 나는가? 혈뇨가 있는가?		
5. 소변을 조절하는 데 문제가 있는가?		
6. 음경에 통증이나 염증이 있는가?		
7. 고환이나 음낭에 덩어리가 있는가? 고환자가검진을 수행하는가?		
8. 현재 성생활을 하는가? 피임을 하는가? 어떤 방법을 사용하는가?		
9. 성병이 있는 사람과 접촉경험이 있는가?		

II. 신체검진

A. 음경의 시진 및 촉진

피부상태 ______________________________________

귀두(glans) ______________________________________

요도구 ______________________________________

음경기둥 ______________________________________

B. 음낭의 시진과 촉진

피부상태 ______________________________________

고환 ______________________________________

정삭 ______________________________________

투시(필요하다면) ______________________________________

C. 탈장의 시진과 촉진

서혜관 ______________________________

대퇴부위 ______________________________

D. 서혜 림프절의 촉진

____

____

E. 고환자가검진 교육

____

____

[학생 활동 기록지]

고환자가검진 교육 체크리스트	S	U	비고
I. 인지			
1. 설명: a. 고환을 검사하는 이유 b. 고환자가검진을 할 사람 c. 고환자가검진 빈도			
2. 검진법 설명			
II. 수행			
1. 고환자가검진이 남성에게 필요함을 설명하기			
2. 고환자가검진법을 대상자에게 교육하기 a. 고환 촉진 방법을 서술 b. 정상 소견을 서술 c. 비정상적인 소견을 서술			
3. 이상 소견 발견 시 간호사나 의사에게 즉시 알리도록 대상자 교육			

S (satisfied): 만족, U (unsatisfied): 불만족

SOAP 양식으로 사정 결과를 요약한다.

Subjective (병원 방문 이유, 건강력)

Objective (신체검진 소견)

Assessment (문제의 사정, 진단)

Plan (진단적 평가, 추후 관리, 교육)

CHAPTER

20

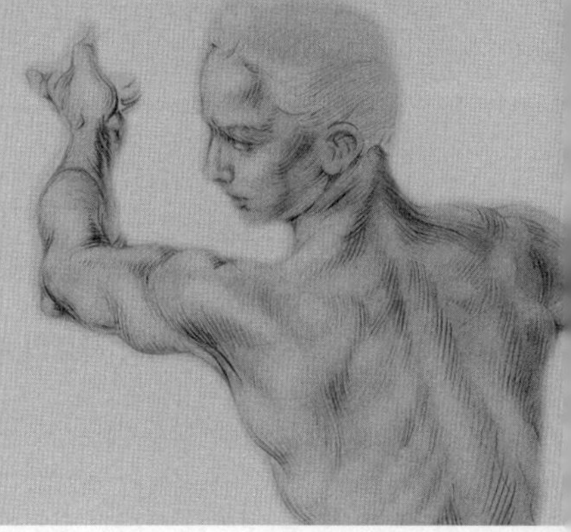

항문, 직장, 전립선
Anus, Rectum, and Prostate

학습목표

1. 항문, 직장 전립선의 구조와 기능에 대해 학습한다.
2. 항문, 직장, 전립선을 시진, 촉진하는 방법을 배운다.
3. 사정 결과를 적절한 용어를 사용하여 정확히 기록할 수 있다.

학습내용

Jarvis, *Physical Examination and Health Assessment*, 8th ed., Chapter 26, pp.713~728.

Sommers, T., Corban, C., Sengupta, N., et al. (2015). Emergency department burden of constipation in the United States from 2006 to 2011. *Am J Gastroenterol*, *10*(4), 572-579, doi:10.1038/ajg.2015.64.

임경춘 외(2020), 건강사정 8판, Chapter 23, pp.563~577.

용어

참고문헌의 내용을 학습한 후 다음 용어를 공부한다. 단어에 대한 오른쪽의 정의와 정확한 개념을 크게 말한다.

- **Constipation(변비):** 배변횟수의 감소, 매우 단단하고 건조한 변으로, 배변 시 힘들어함
- **Fissure(열, 균열):** 통증을 동반하며 조직이 세로로 찢어짐
- **Hemorrhoid(치핵, 치질):** 치정맥총의 정맥류로 야기되는 항문부위의 피부나 점막의 축 늘어진 융기
- **Melena(멜레나, 흑색변):** 혈변
- **Pruritus(소양증):** 피부가 가렵거나 타는 듯한 감각
- **Steatorrhea(지방변증, 지방설사):** 위장의 지방 흡수불량으로 대변에서 과다한 지방이 검출됨
- **Valves of Houston(휴스톤 추벽):** 직장관 주위의 1/2을 교차하는 3개의 반달 모양 가로 주름 중 하나

학습지침

참고문헌과 시청각 자료의 내용을 학습한 후 다음 질문에 답하시오.

1. 성인의 항문관(anal canal)과 직장의 길이 및 하복부에서의 해부학적 위치를 기술하시오.

2. 전립선의 크기, 모양, 위치를 기술하시오.

3. 용해성과 불용해성 고섬유식이(high-fiber food)의 몇 가지 예를 드시오. 이들 음식은 어떤 이점이 있는가?

4. 결장/직장암, 전립선암의 조기 발견을 위해 요구되는 검진법을 나열하시오.

5. 항문과 직장 검진을 위해 항문 괄약근을 이완시키는 방법을 기술하시오.

6. 전립선 사정을 위해 촉진 시 정상 소견을 기술하시오.

   크기 ______________________________

   형태 ______________________________

   표면 ______________________________

   경도 ______________________________

   움직임 ______________________________

   민감성 ______________________________

7. 양성 전립선비대증을 정의하고, 흔히 경험할 수 있는 증상을 나열하며, 신체적 특징을 서술하시오.

■ 다음 그림의 표시된 곳에 명칭을 쓰시오.

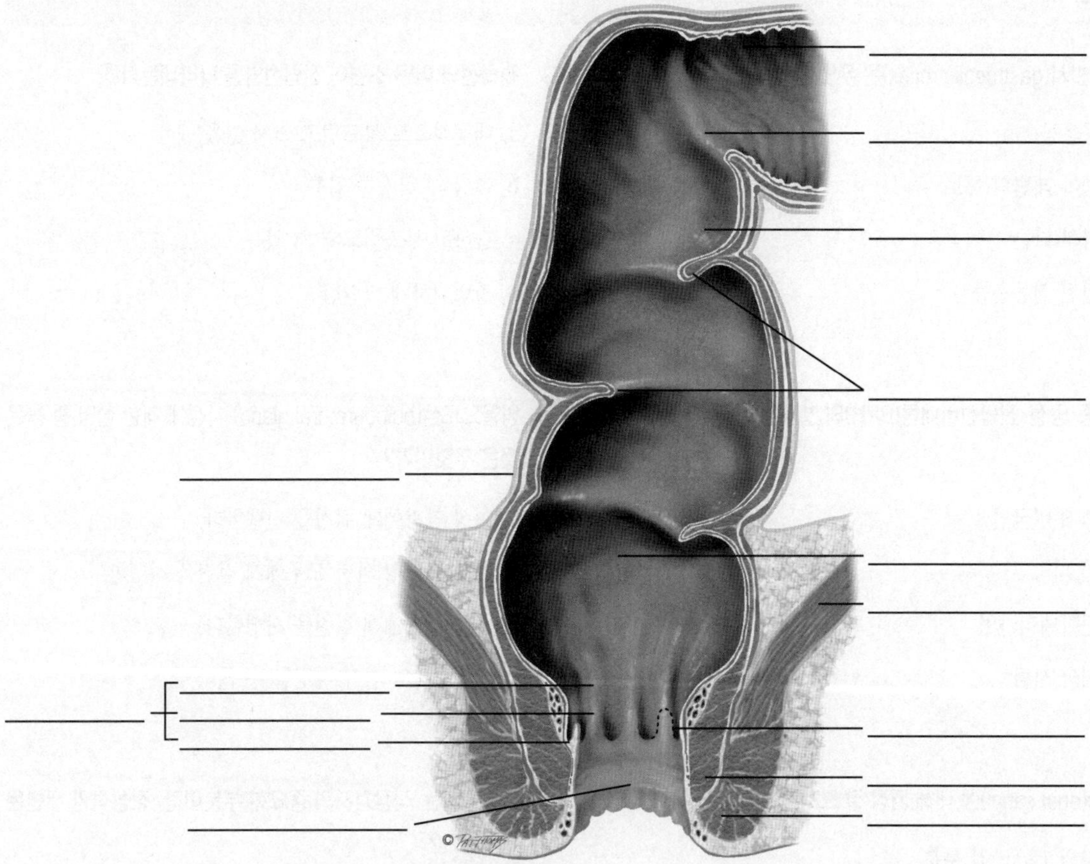

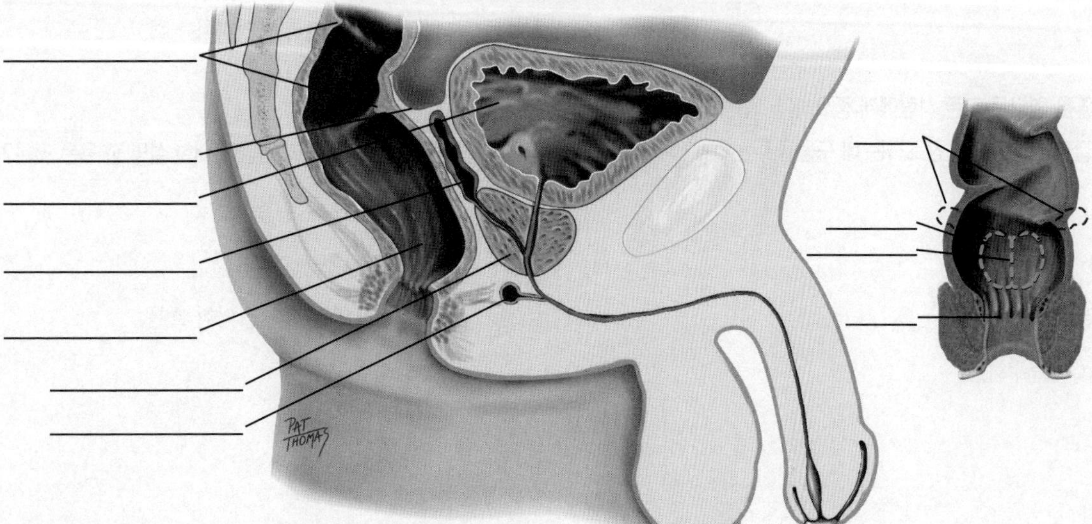

학습문제

1. 위대장반사(gastrocolic reflex)는 무엇인가?

a. 연동운동

b. 신생아 태변의 통로

c. 복명의 다른 용어

d. 역전된 연동운동

2. 다음 중 양성 전립선비대증(BPH)의 발생률이 가장 높은 사람은?

a. 유럽계 미국인

b. 흑인 미국인

c. 라틴아메리카인

d. 아시아 사람

3. 항문관(anal canal)에 대해 가장 잘 묘사한 것을 고르시오.

a. 대장의 12cm 긴 부분

b. 부교감신경의 불수의적 조절을 받음

c. 3.8cm 길이의 위장관 출구

d. 결장의 S자 모양 부분

4. 좋은 영양은 모든 사람에게 중요하다. 다음 중 어떤 음식이 결장암의 위험을 감소하는 데 도움을 주는가?

a. 고섬유

b. 저지방

c. 고단백질

d. 고탄수화물

5. 전립선의 어떤 소견이 전립선암을 나타내는가?

a. 대칭적으로 부드럽고 커져 있음

b. 촉진 시 극심한 압통

c. 습하고 부드럽고 커져 있음

d. 광범위하게 단단함

6. 망울요도샘(bulbourethral gland) 사정에 대한 설명 중 옳은 것은 무엇인가?

a. 여성 환자에게 검진을 시행한다.

b. 남성과 여성 환자 모두에게 검진을 시행한다.

c. 남성 환자에게 검진을 시행한다.

d. 직장검사와 함께 사정할 수 없다.

7. 대변검사는 직장검사의 중요한 부분이다. 정상적인 대변은 무엇인가?

a. 검은 변

b. 갈색의 부드러운 변

c. 점토색의 마른 변

d. 먹는 음식에 따라 다양하다.

8. 양성 전립선비대증의 증상에 대한 설명 중 옳은 것은?

a. 체중 감소와 뼈 통증

b. 열, 오한, 빈뇨, 긴박뇨

c. 배뇨 시작의 어려움과 약한 흐름

d. 어둡고 검은 변

9. 자주 변비가 있다는 대상자가 배변 시 출혈과 통증이 있다고 한다. 항문입구에서 덩어리가 만져지진 않는다고 한다. "치질이 있나요, 아니면 어떤 문제가 있나요?"라고 물을 때 검진자는 직장 검진하고 ____________이라고 설명한다.

a. 직장 탈출

b. 모발둥지낭/털둥지물혹(pilondial cyst)

c. 내치핵(internal hemorrhoid)에 부합되는 증상

d. 분변실금

10. 거품있고 악취가 나는 대변이 배변 후 물위에 떠있다고 호소하는 대상자의 상태는?

a. 지방변(steatorrhea) b. 흑색변(melena)

c. 배변장애(dyschezia) d. 기생충 감염

11. 항문 괄약근의 개방성을 사정하기 위한 올바른 기법은 무엇인가?

a. 항문을 시진하며 대상자에게 힘을 주라고 한다.

b. 괄약근의 조절을 유도하기 위해 장갑낀 손가락으로 항문을 촉진한다.

c. 항문주 윗부분을 타진하며 둔한 공명음을 확인한다.

d. 항문관이나 직장에는 감각신경이 없다.

12. 어떤 음식의 특정 양이 소화가 되지 않았다면, 잠혈검사에서 가양성(false positive)이 나올 수 있다. 이 음식은 무엇인가?

a. 빨간 고기

b. 빨갛게 물든 캔디 2개

c. 크랜베리(cranberry) 주스

d. 붉은 사탕무

실습

이제 직장사정을 실습할 준비가 되었다. 이 검진은 보통 남성비뇨생식기 검사 또는 여성비뇨생식기 검사와 함께 시행된다.

실습목적

1. 전체적인 건강력에서 직장부위와 관련된 증상와 징후에 대한 지식을 확인하고 설명한다.

2. 직장부위를 시진, 촉진한다.

3. 잠혈검사를 시행한다.

4. 건강력과 신체검진 소견을 정확히 기록한다.

지침

검진 장소와 기구를 준비한다. 손을 씻는다. 검진 동안 장갑을 착용하고 장갑을 벗은 후 손을 씻는다.
임상의 대상자에게 검진을 시행하고 절차에 따라 적절한 안내를 한다. 검진 소견은 주어진 양식에 기록한다.

실습활동 - 항문, 직장, 전립선 검진

- 다음 양식에 따라 친구나 가족 중 한 사람을 선택하여 전반적인 조사를 실시한다.
- 검진 결과, 비정상으로 판단된 사정 결과는 빨간색으로 밑줄을 긋고 그 이유를 설명한다.

대상자 이름 ______________ 나이 ________ 성별 ________ 직업(과거/현재) ____________________

검진자 이름 ______________ 검진일시 ________________________________

I. 건강력

	없다	있다(있다면 상태를 쓰시오)
1. 대변은 규칙적으로 보는가? 얼마나 자주? 대변색은 주로 어떤가? 부드러운가, 단단한가?		
2. 평소 배변습관의 변화가 있는가?		
3. 흑색변이나 혈변을 본 적이 있는가?		
4. 복용 중인 약이 있는가?		
5. 직장이 가렵거나, 통증, 치질이 있는가?		
6. 대장과 직장 용종이나 암의 가족력이 있는가?		
7. 평소에 섭취하는 고섬유식이와 양을 기술하시오.		

II. 신체검진

A. 항문주위 시진

피부상태 ________________________________

천미골부위 ________________________________

대상자가 발살바 기법 수행 시 피부통합성 ________________________________

B. 항문과 직장 촉진

항문 괄약근 ________________________________

항문관 ________________________________

직장벽 ________________________________

전립선(남성의 경우)

크기 ____________________

형태 ____________________

표면 ____________________

경도 ____________________

움직임 ____________________

압통 ____________________

자궁경부(여성의 경우) ____________________

C. 대변검사

시진 ____________________

잠혈검사 ____________________

CHAPTER

21

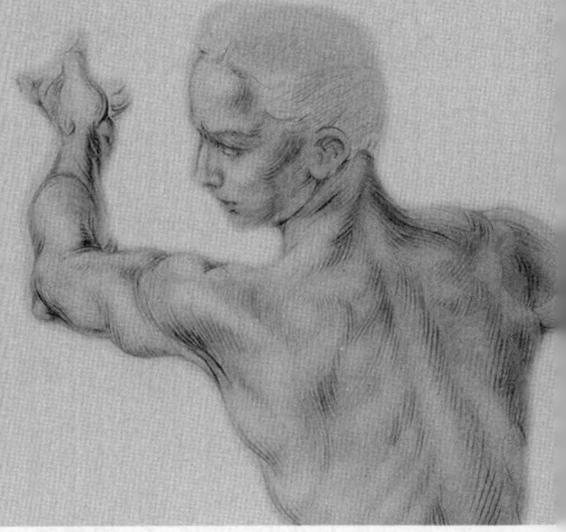

여성비뇨생식기
Female Genitourinary System

학습목표

1. 여성비뇨생식기의 구조와 기능에 대해 학습한다.
2. 내부와 외부 구조의 시진, 촉진 방법을 학습한다.
3. 세포학적 검사물 수집을 위한 절차를 학습한다.
4. 사정 결과를 적절한 용어를 사용하며 정확히 기록할 수 있다.

학습내용

Jarvis, *Physical Examination and Health Assessment*, 8th ed., Chapter 27, pp.729~766.

Wiesenfeld, C. H. (2017). Screening for Chlamydia trachomatis infections in women. *New engl J Med, 376*(8), 765-733.

임경춘 외(2020), 건강사정 8판, Chapter 24, pp.579~613.

용어

참고문헌의 내용을 학습한 후 다음 용어를 공부한다. 단어에 대한 오른쪽의 정의와 정확한 개념을 크게 말한다.

- **Adnexa(부속기관):** 난소, 나팔관 같은 자궁의 보조적인 기관
- **Amenorrhea(무월경):** 생리가 없음. 이미 보이던 월경이 그 후에 보이지 않는 속발성 무월경을 가리키는 말. 가장 흔한 원인은 임신
- **Bartholin's glands(바르톨린선):** 전정선, 질구 양쪽 옆에 위치함. 성교 중에 맑은 매끄러운 점액을 분비함
- **Bloody show(이슬):** 임신 말기에 두꺼운 경부 점막이 제거됨. 이것은 분만 시작을 의미함

- **Caruncle(소구):** 작고 깊은 붉은 덩어리가 요도구에서 나오며, 흔히 요도염으로 야기됨
- **Chadwick's sign(체드윅 징후):** 임신 6~8주에 정상적으로 경부가 푸르스름하게 변색됨
- **Chancre(경성하감):** 매독의 증상으로 노란 장액성 분비물이 있는 붉고 둥근 표재성 궤양
- **Clitoris(음핵):** 여성에서 작고 늘어나는 발기성 조직, 대음순의 앞쪽 접합부에 위치함
- **Cystocele(낭류, 방광류):** 아랫배에 힘이 주어지거나 서 있을 때 질 안으로 질 점막과 방광이 탈출하는 것
- **Dysmenorrhea(월경곤란증):** 생리와 함께 동반되는 복부 경련, 통증
- **Dyspareunia(성교 통증):** 성교 중 통증
- **Dysuria(배뇨통):** 배뇨 시 통증
- **Endometriosis(자궁내막증):** 골반에 산발적으로 생긴 내막조직의 이상 성장
- **Fibroid(유섬유):** 자궁 비대의 원인인 자궁벽의 통증 없는 단단한 혹(근종)
- **Gonorrhea(임질):** 화농성의 질 분비물이나 아무 증상 없을 수도 있는 성매개질환
- **Hegar's sign(헤가 징후):** 임신 10~12주에 나타나는 경부가 부드러워지는 증상
- **Hematuria(혈뇨):** 붉거나 혈액이 약간 섞인 소변
- **Hymen(처녀막):** 질구를 부분적으로 닫고 있는 막을 형성하는 조직
- **Leukorrhea(질 분비물):** 질구의 하얗거나 누르스름한 분비물
- **Menarche(초경):** 첫 생리, 보통 11~13세에 시작함
- **Menopause(폐경):** 생리의 중지, 보통 48~51세에 발생함
- **Menorrhagia(월경과다):** 생리의 양이 과다하게 많음
- **Multipara(경산부):** 2회 또는 그 이상의 임신
- **Nullipara(초산부):** 처음 임신한 상태
- **Papanicolaus test:** 경부암을 발견하기 위한 무통성 검사
- **Polyp(용종):** 경부 폴립은 선홍색의 부드러운 자궁경부에서 최근에 생겨 자란 자루
- **Rectouterine pouch(직장자궁):** 직장과 자궁경부 사이 복막에 의해 형성된 깊고 오목한 곳(cul-de-sac of Douglas)
- **Rectocele(직장류):** 긴장하거나 서 있을 때 직장과 질 점막이 질 내부로 탈출함
- **Salpingitis(난관염):** 나팔관의 염증
- **Skene's glands(스케네선):** 요도측관의 선
- **Vaginitis(질염):** 질의 염증
- **Vulva(외음):** 여성의 외생식기

학습지침

참고문헌과 시청각 자료의 내용을 학습한 후 다음 질문에 답하시오.

1. 여성비뇨생식기 검사 중에 여성대상자와 의사 모두에게 심리적 안정을 제공하는 환경 조성을 위한 방법을 토의하시오.

2. 질경의 선택, 준비, 삽입에 대해 토의하시오.

3. 자궁경부와 경부 입구의 외관이나 정상적인 변화를 서술하시오.

Nulliparous(미산부) ______

Parous(경산부) ______

Stellate lacerations(성상의 열상) ______

Cervical eversion(자궁경부 외번) ______

Nabothian cysts(나보트 낭종) ______

4. 다음의 검사물을 얻기 위한 절차를 기술하시오.

Vaginal pool(질 채취) ______

Cervical scrape using spatula(자궁경부 채취) ______

Endocervical specimen using cytobrush(자궁경내막 채취) ______

5. 자궁경부, 자궁, 부속기의 정상 소견을 나열하고, 양손검진법의 과정과 이론적 근거를 제시하시오.

6. 자궁경부의 비정상적인 외관을 기술하거나 그리시오.

Chadwick's sign(체드윅 징후) ____________________

Erosion(미란) ____________________

Polyp(폴립) ____________________

Carcinoma(암종) ____________________

7. 다음의 질염과 관련된 질의 분비물의 특징을 기술하시오.

Candidiasis(칸디다증) ____________________

Trichomoniasis(트리코모나스 질염) ____________________

Bacterial vaginosis(박테리아성 질염) ____________________

Chlamydia(클라미디아) ____________________

Gonorrhea(임질) ____________________

8. 폐경기 동안에 관찰되는 변화를 나열하시오.

9. 부속기 비대를 보이는 다음과 같은 상태의 증상과 증후를 구별하시오.

Ectopic pregnancy(자궁외 임신) ____________________

Ovarian cyst(난소낭종) ____________________

■ 다음 그림의 표시된 곳에 명칭을 쓰시오.

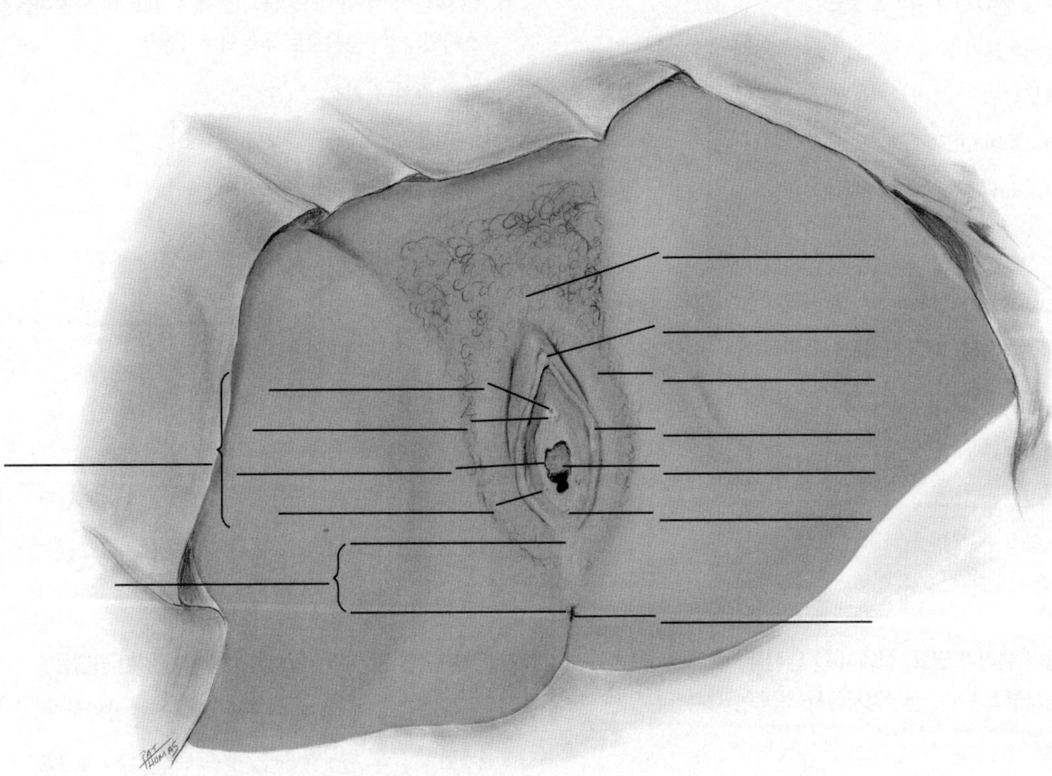

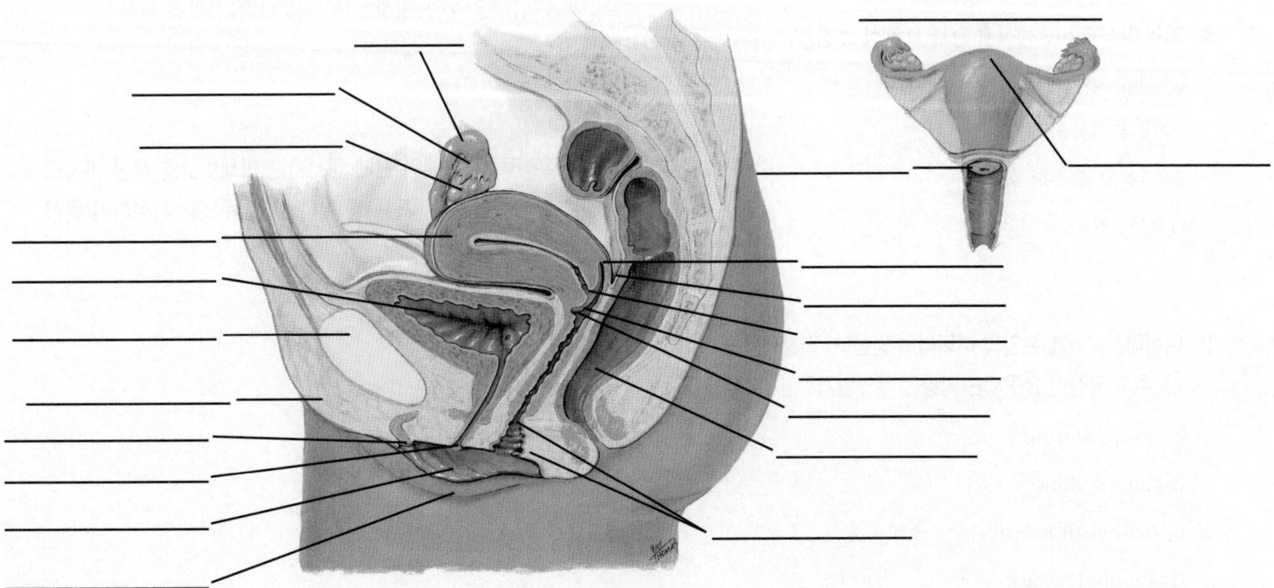

학습문제

1. 성교 시 질 윤활제가 나오는 곳은?

a. 소음순

b. 피지모낭

c. Skene's glands(스캔선)

d. Bartholin's glands(바르톨린선)

2. 젊은 여성이 처음 부인과적 검사를 하려고 한다. 미산부에게 기대되는 자궁경부 입구의 소견은?

a. 부드럽고 원 모양

b. 불규칙하고 가늘고 긴 모양

c. 불규칙하고 원 모양

d. 부드럽고 큰 모양

3. 한 여성이 생리가 없고, 집에서 한 임신테스트가 양성으로 나와 검사하러 왔다. 경부검사에서 청색증을 보였다. 이는 무엇인가?

a. Goodell's sign　　b. Hegar's sign

c. Tanner's sign　　d. Chadwick's sign

4. 70세 여성의 비뇨생식기 검사 시 정상 소견은?

a. 치골 치구의 비대

b. 질 분비물의 증가

c. 가늘고 부족한 음모

d. 방광 탈출

5. 여성대상자에게 본인의 어머니의 임신 시 건강력은 중요하다. 추후 사정이 요구되는 약물은 무엇인가?

a. corticosteroid

b. theophylline

c. diethylstilbestrol

d. aminoglycoside

6. 한 여성이 극심한 소양증과 함께 두껍고 하얀 분비물을 호소하였다. 이 증상으로 추측되는 것은?

a. 위축성 질염

b. trichomoniasis(트리코모나스 질염)

c. chlamydia(클라미디아)

d. candidiasis(칸디다증)

7. 질경 준비를 위한 설명으로 올바른 것은?

a. 수용성의 윤활제로 질경을 매끄럽게 한다.

b. 바셀린으로 질경을 매끄럽게 한다.

c. 빛 아래 따뜻하게 한 후 질경을 질에 삽입한다.

d. 따뜻한 물로 질경을 매끄럽게 한다.

8. 가능한 한 편안하게 질경을 삽입하기 위한 방법은?

a. 질경을 약간 연 다음 위쪽 방향으로 삽입한다.

b. 한 손으로 입구를 누른 후 다른 손으로 질경을 비스듬히 삽입한다.

c. 한 손으로 음순을 벌리고, 다른 손으로 닫힌 질경을 수평으로 삽입한다.

d. 입구를 아랫 방향으로 누른 다음 질경을 위쪽 방향으로 삽입한다.

9. 질경을 뒤로 빼기 전에 검사자는 아세트산을 적신 면봉으로 자궁경부 도말검사를 한다. 이는 무엇을 사정하기 위한 것인가?

a. 단순 포진 바이러스

b. 접촉 피부염

c. 인체 유두종 바이러스

d. 악성종양

10. 자궁에 대해 가장 잘 설명한 것은?

a. 전굴의 둥근 비대칭성의 기관

b. 서양 배 모양의 전후방향의 편평한 두꺼운 벽을 가진 기관

c. 후굴된 아몬드 모양의 비대칭적인 기관

d. 중간 위치, 두꺼운 벽의 타원형 기관

11. 경부에 손가락을 놓고 손가락을 옆으로 이동시키며 무엇을 사정해야 하는가?

a. 나팔관의 직경

b. 경부운동의 유연성

c. 난소들

d. 자궁

12. 외음과 회음부의 시진과 촉진 시 정상 소견은 무엇인가?

a. 대음순은 넓은 부분과 갈라진 틈이다.

b. 바르톨린선이 촉진된다.

c. 자궁의 선으로부터 깨끗하고 엷은 분비물이 나온다.

d. 발살바 기법을 수행하는 동안 입구가 불룩해진다.

13. 흡연과 구강 피임약과 관련된 문제는?

a. 알콜중독증과 간경화 위험 증가

b. 혈전성 정맥염과 폐색전증

c. 불임과 체중 증가

d. 요로감염과 피부암

실습

이제 여성비뇨생식기 사정을 실습할 준비가 되었다. 프라이버시 유지를 위해 동료와 이 실습을 하지는 않는다. 대신 실습실의 교육용 마네킹이나 임상의 여성대상자에게 가능할 것이다. 검진을 시작하기 전에 대상자와 검진자에게 안정감을 증가시킬 수 있는 방법과 대상자가 경험하게 될 느낌에 대해 토의한다. 임상실습지도자와 함께 여성이 자세를 취하는 방법, 질경의 사용, 표본을 얻는 것, 감염관리에 대해 토의한다.

실습목적

1. 전체적인 건강력에서 여성비뇨생식기와 관련된 증상와 징후에 대한 지식을 확인하고 설명한다.

2. 검사 전, 검사 중에 여성의 안정을 증가시키는 방법에 대해 기술한다.

3. 검사 전, 검사 중, 검사 후의 감염관리에 대해 기술한다.

4. 외부생식기의 시진, 촉진에 대해 설명한다.

5. 세포학적 검사를 위해 질경을 사용한다.

6. 내부생식기의 시진, 촉진을 시행한다.

7. 건강력과 신체검진 소견을 정확히 기록하고, 건강상태를 사정하며, 간호계획을 세운다.

지침

검진 장소와 기구를 준비한다. 검사 전에 건강력을 사정한다. 손을 씻고 검진 시 장갑을 착용한다. 장갑을 제거한 다음에 손을 다시 씻는다. 절차에 따라 적절한 안내를 한다. 검진 소견은 주어진 양식에 기록한다. 직장검진의 결과는 여성비뇨생식기 검진과 연관된다. 직장검진에 관한 것은 20장을 참고한다.

실습활동 – 여성비뇨생식기 검진

- 다음 양식에 따라 친구나 가족 중 한 사람을 선택하여 전반적인 조사를 실시한다.
- 검진 결과, 비정상으로 판단된 사정 결과는 빨간색으로 밑줄을 긋고 그 이유를 설명한다.

대상자 이름 ______________ 나이 ________ 성별 ________ 직업(과거/현재) ____________________

검진자 이름 ______________ 검진일시 ______________________________________

I. 건강력

	없다	있다(있다면 상태를 쓰시오)
1. 마지막 월경주기일(LMP)은? 초경나이는? 평소 주기는? 기간은? 평소의 양은? 생리 중 통증이나 경련이 있는가?		
2. 임신경험은? 몇 회? 임신 관련 합병증?		
3. 생리 기간이 길어지거나 멈춘 경험이 있는가?		
4. 부인과 검진횟수는? 지난 Pap검사 일자는? 결과는?		
5. 배뇨 시 문제가 있는가?		
6. 비정상 질분비물이 있는가?		
7. 회음부에 궤양이나 병소가 있는가?		
8. 현재 성생활을 하는가?		
9. 피임약을 사용하는가? 어떤 것? 문제점은 없는가?		
10. 성병 환자와 관계가 있는가?		
11. 성병 위험을 줄이는 방법을 사용하는가?		
12. 약물 복용 중인가? 호르몬요법을 사용하는가?		
13. 폐경과 관련된 증상이 있는가?		

II. 신체검진

A. 외음부 시진

피부색과 특성 ______

체모 분포 ______ 구조적인 대칭성 ______

음핵 ______ 음순 ______

요도구 ______ 질구 ______

회음부 ______

B. 외음부의 촉진

Skene's gland ______

Bartholin's gland ______

회음부 ______

회음근육 강도 사정 ______

요실금 또는 질벽의 늘어짐 ______

분비물과 특성 ______

C. 질경검사

자궁경부와 자궁경부 입구의 시진

색깔 ______ 위치 ______

크기 ______ 표면 ______

분비물과 특성 ______

경부 도말검사와 배양검사

질 채취법 ______

자궁경부 채취 ______

자궁경내막 채취 ______

필요 시 기타 검사 ______

아세트산 검사 ______

질경 제거 시 질벽 시진 ______

D. 양손 검진법

자궁경부

경도 ______________________ 움직임 ______________________

움직일 때 압통 여부 ______________________

자궁

크기와 모양 ______________________ 경도 ______________________

위치 ______________________ 움직임 ______________________

압통 ______________________

부속기관

만져지는가(정직하게) ______________________

난소의 크기와 모양 ______________________

압통 ______________________ 덩어리 ______________________

직장-질검사 ______________________

SOAP 양식으로 사정 결과를 요약한다.

Subjective (병원 방문 이유, 건강력)

Objective (신체검진 소견)

※ 아래의 그림에 검진 결과를 표시한다.

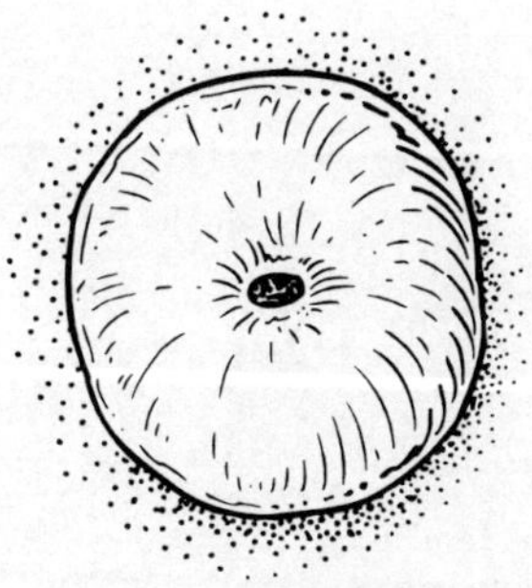

Assessment (문제의 사정, 진단)

Plan (진단적 평가, 추후 관리, 교육)

CHAPTER

22

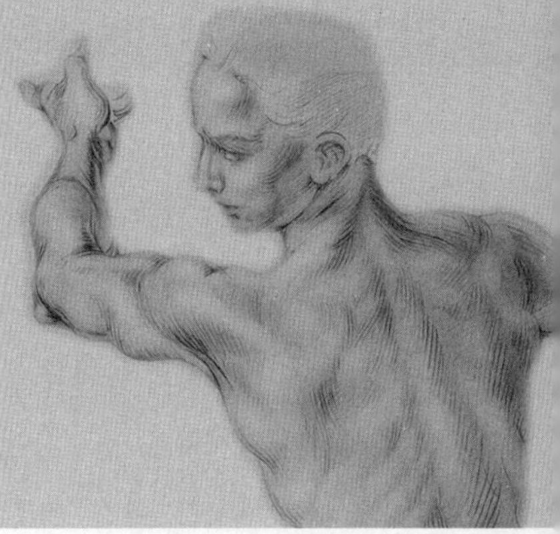

전신 신체검진
The Complete Health Assessment

학습목표

1. 청년의 전신 신체검진을 수행함으로써 부분 검진을 통합하는 법을 학습한다.

2. 사정 결과를 적절한 용어를 사용하여 정확히 기록할 수 있다.

학습내용

Jarvis, *Physical Examination and Health Assessment,* 8th ed., Chapter 27, pp.775~788.

임경춘 외(2020), 건강사정 8판, Chapter 25, pp.615~622.

임상적 목적

1. 시진, 타진, 촉진, 청진을 시범보인다.

2. 올바른 기구 사용법을 시범보인다.

3. 환자와 임상실습지도자에게 올바른 용어로 설명할 수 있다.

4. 신체검진을 체계적으로 할 수 있다.

5. 대상자와 검진자 모두 최소한의 자세와 움직임으로 신체검진이 이루어지게 할 수 있다.

6. 정상 소견과 이상 소견을 정확하게 기록할 수 있다.

7. 적절한 감염예방 대책을 지킬 수 있다.

8. 대상자의 프라이버시 및 존엄성을 유지하고 인지할 수 있다.

1) 짧지만 무엇을 하고 있는지 적절하게 설명한다.
2) 대상자의 불안과 공포를 고려한다.
3) 검진자의 얼굴 표정과 코멘트를 고려한다.
4) 자신감, 공감, 정중한 태도를 보인다.
5) 어떠한 불편감이 야기되면 알아차리고 사과한다.
6) 항상 프라이버시와 따뜻함을 제공한다.
7) 편안한 정도를 결정하며, 대상자가 지쳐 있으면 멈춘다.
8) 손을 씻고 필요하면 장갑을 낀다.
9) 각 단계마다 적절한 시간을 준다.
10) 검진 소견을 요약해서 말해주고, 시간을 할애해 준 것에 대해 감사를 표한다.

실습활동 – 전신 신체검진

- 다음 양식에 따라 친구나 가족 중 한 사람을 선택하여 전반적인 조사를 실시한다.
- 검진 결과, 비정상으로 판단된 사정 결과는 빨간색으로 밑줄을 긋고 그 이유를 설명한다.

대상자 이름 ____________ 나이 ________ 성별 ________ 직업(과거/현재) ____________

검진자 이름 ____________ 검진일시 ____________________

전반적 조사

1. 외견상 나이 ____________
2. 의식수준 ____________
3. 피부색 ____________
4. 영양상태 ____________
5. 자세 ____________
6. 신체기형 ____________
7. 움직임: 걸음걸이, 보조기구 사용, ROM, 불수의적 움직임 ____________
8. 얼굴표정 ____________
9. 기분과 정서 ____________
10. 언어: 발음, 유형, 내용의 적절성 ____________
11. 청력 ____________
12. 개인위생 ____________

신체계측과 활력징후 측정

1. 체중 ____________
2. 신장 ____________
3. 허리둘레 ____________
4. 신체질량지수 ____________
5. 시력: 오른쪽 ____________ 왼쪽 ____________
   교정 ____________
6. 요골맥박: 횟수, 리듬 ____________
7. 호흡: 횟수, 깊이 ____________
8. 혈압
   오른팔 ____________ (누워서 or 앉아서)
   왼팔 ____________ (누워서 or 앉아서)
9. 체온(필요하다면) ____________
10. 통증사정 ____________

대상자는 앉고, 검진자는 대상자 앞에 서서

피부

1. 손과 손톱 ______________________________
2. 색깔, 색소침착 ______________________________
   체온 ______________________________
   습기 ______________________________
   피부결 ______________________________
   탄력 ______________________________
   병변 ______________________________

머리와 얼굴

1. 두피, 머리카락, 두개골 ______________________________
2. 얼굴(뇌신경 VII) ______________________________
3. 측두동맥, 측두하악관절 ______________________________
4. 상악동, 전두동 ______________________________

눈

1. 시야(뇌신경 II) ______________________________
2. 외안근운동, 각막반사 ______________________________
3. 외부구조 ______________________________
4. 결막 ______________________________
   공막 ______________________________
   각막 ______________________________
5. 동공 ______________________________
6. 검안경
   적반사 ______________________________
   유두 ______________________________
   혈관 ______________________________
   망막 ______________________________

귀

1. 외이 ______________________________
2. 압통 ______________________________
3. 검이경: 이도 ______________________________
   고막 ______________________________
4. 청력검사(뇌신경 VIII), voice test ______________________________
   weber test ______________________________
   Rinne test ______________________________

코

1. 외양 ______
2. 콧구멍 ______
3. 비경: 비점막 ______
   비중격 ______
   비갑개 ______

구강과 인후

1. 입술과 입안점막 ______
   치아와 잇몸 ______
   혀(뇌신경 XII) ______
   연구개/경구개 ______
2. 편도선 ______
3. 구개수(뇌신경 IX, X) ______

목

1. 대칭성, 덩어리, 박동 ______
2. 경부 림프절 ______
3. 경동맥(잡음) ______
4. 기관 ______
5. ROM과 근력(뇌신경 XI) ______

대상자는 앉히고, 검진자는 대상자의 뒤에서

목

1. 갑상선 ______

흉곽과 폐: 후면과 측면

1. 흉곽의 모양 ______
   피부상태 ______
   대칭성 ______
2. 흉곽의 대칭적 확장 ______
   촉각진탕음 ______
   덩어리나 압통 ______
3. 폐 전역 타진 ______
   횡격막운동(diaphragmatic excursion) ______
4. 늑골 척수각 압통(CVA tenderness) ______
5. 호흡음 ______
6. 이상음(adventitious sound) ______

검진자가 대상자의 앞으로 감

흉곽과 폐: 전면

1. 호흡 ______
2. 피부상태 ______
3. 촉각진탕음, 덩어리, 압통 ______
4. 타진 ______
5. 호흡음 ______

상지

1. ROM과 근력 ______
2. 활차상박(도르래위) 림프절(epitrochlear node) ______

유방

1. 대칭성, 움직임, 움푹 패임 ______
2. 쇄골 상하 부위 ______

대상자는 눕히고, 검진자는 대상자의 오른쪽에 서서

유방

1. 유방 촉진 ______
2. 유두 ______
3. 액와와 림프절 ______
4. 유방자가검진 교육 ______

경부혈관

1. 경정맥 박동 ______
2. 경정맥압 ______

심장

1. 전흉부, 박동과 퇴축, 떨림 ______
2. 심첨맥박 ______
3. 심첨맥박: 횟수, 리듬 ______
4. 심음 ______

복부

1. 대칭성, 외양 ______
   피부상태 ______
   배꼽과 박동 ______

2. 장음 ______
3. 혈관음 ______
4. 타진 ______
5. 오른쪽 MCL에서의 liver span ______
6. 비장 ______
7. 가벼운 촉진과 심부 촉진 ______
8. 간, 비장, 신장, 대동맥 촉진 ______
9. 필요 시 복부반사 ______

서혜부

1. 대퇴동맥 ______
2. 서혜림프절 ______

하지

1. 대칭성 ______
   피부상태, 체모 분포 ______
2. 맥박
   슬와동맥 ______
   후경골동맥 ______
   족배동맥 ______
3. 체온, 전경골 부종 ______
4. 발가락 ______
5. ROM과 근력
   고관절 ______

대상자를 앉혀서

하지

1. ROM과 근력 ______
   무릎 ______
   발목과 발 ______

신경계

1. 감각: 얼굴 ______
   팔과 손 ______
   다리와 발 ______

2. 위치감각 ____________________

3. 입체감각 ____________________

4. 소뇌기능

finger to nose ____________________

heel to shin ____________________

5. 심부건반사

이두근 ____________________

삼두근 ____________________

상완요골 ____________________

슬개골 ____________________

아킬레스 ____________________

6. 바빈스키반사 ____________________

대상자를 세워서

근골격계

1. 실내를 걸어보게 함 ____________________

발뒤꿈치로 걷게 함 ____________________

뒤꿈치를 들고 걷게 함 ____________________

2. Romberg sign ____________________

3. 무릎을 굽혀보게 함 ____________________

4. 발가락 만지기 ____________________

5. 척추의 ROM ____________________

남성비뇨생식기

1. 음경과 음낭 ____________________

2. 고환과 정삭 ____________________

3. 서혜부 탈장 ____________________

4. 고환자가검진 교육 ____________________

남성 직장

1. 회음부 ____________________

2. 직장벽과 전립선 ____________________

3. 잠혈검사 ____________________

여성은 쇄석위로

여성비뇨생식기

1. 회음부 ______________________________

2. 질경: 자궁경부와 질벽 ______________________________

3. 검체수집 ______________________________

4. 양손검진: 자궁경부, 자궁, 부속기 ______________________________

5. 잠혈검사 ______________________________

마무리

1. 대상자를 앉도록 도와주고 안정시킴

2. 시간 할애해 준 것에 대해 대상자에게 인사하고 떠남

학습문제 정답
Answers to Review Questions

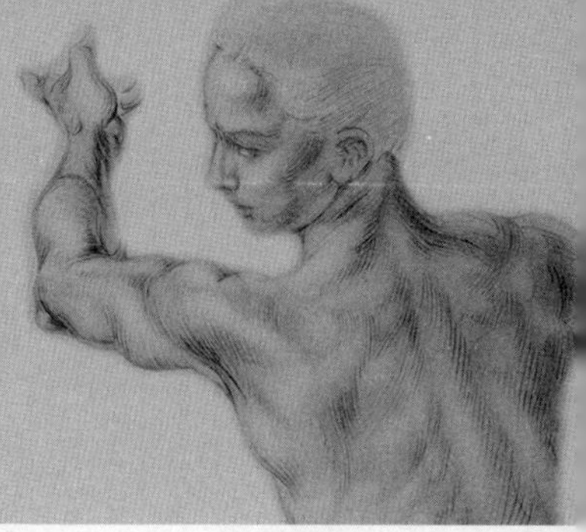

CHAPTER 1 면담과 건강력

1. d	2. a	3. c
4. b	5. c	6. c
7. a	8. d	9. b
10. d		

CHAPTER 2 정신상태

1. d	2. a	3. d
4. c	5. b	6. c
7. b	8. a	9. b
10. c	11. c	12. d
13. c	14. i	15. d
16. b	17. g	18. f
19. a	20. e	21. h

CHAPTER 3 검진기법과 준비물

1. d	2. c	3. b
4. a	5. c	6. d
7. c	8. c	9. d
10. b	11. d	

CHAPTER 4 전반적 조사, 신체계측, 활력징후

1. d	2. c	3. b
4. a	5. c	6. a
7. b	8. b	9. d
10. a	11. d	12. c
13. a	14. c	15. b

CHAPTER 5 통증

1. c	2. b	3. c
4. d	5. d	6. b
7. c	8. b	9. d
10. c	11. d	12. b
13.d	14. d	15. d

CHAPTER 6 영양

1. c	2. d	3. c
4. c	5. b	6. a
7. b	8. c	9. b
10. c	11. b	

CHAPTER 7 피부, 모발, 조갑

1. b	2. a	3. d
4. b	5. d	6. c
7. c	8. a	9. c
10. d	11. c	12. c
13. c	14. b	15. a
16. c	17. b	18. c
19. a	20. a	21. b
22. c	23. a	24. b
25. d	26. b	27. a
28. g	29. c	30. f
31. d	32. e	

학습문제 정답
Answers to Review Questions

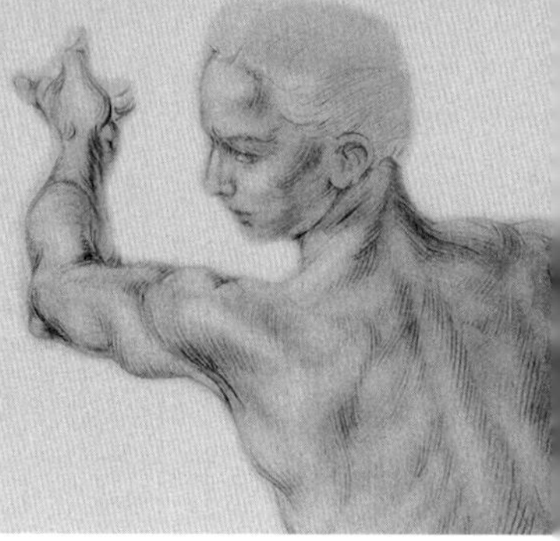

CHAPTER 8 머리, 얼굴, 목, 국소림프

1. d	2. c	3. b
4. a	5. d	6. d
7. c	8. d	9. a
10. a	11. a	12. c
13. a	14. c	15. e
16. f	17. h	18. g
19. i	20. j	21. b
22. d	23. a	

CHAPTER 9 눈

1. b	2. c	3. a
4. b	5. d	6. c
7. a	8. c	9. a
10. c	11. b	12. c
13. b	14. a	15. b
16. c	17. a. P–pupils b. E–equal c. R–round d. R–react (to) e. L–light (and) f. A–accommodation	

CHAPTER 10 귀

1. c	2. a	3. d
4. b	5. a	6. c
7. c	8. d	9. b
10. d	11. b	12. a
13. b	14. b	15. a
16. d		

CHAPTER 11 코, 입, 인후

1. c	2. d	3. a
4. a	5. b	6. a
7. b	8. d	9. c
10. a	11. d	12. a
13. a	14. c	

CHAPTER 12 유방과 주위 림프관

1. d	2. b	3. a
4. c	5. a	6. c
7. c	8. c	9. b
10. d	11. c	12. b
13. d	14. a	15. b
16. b		

CHAPTER 13 흉곽과 폐

1. a	2. b	3. b
4. a	5. b	6. b
7. d	8. c	9. d
10. b	11. c	12. a
13. c	14. a	15. e
16. a	17. c	18. d
19. b	20. e	21. a
22. d	23. f	24. c
25. b		

CHAPTER 14 심장과 목혈관

1. c	2. b	3. c
4. b	5. d	6. d
7. b	8. b	9. a
10. a	11. a	12. b
13. c	14. c	15. b
16. e	17. c	18. f
19. a	20. b	21. d

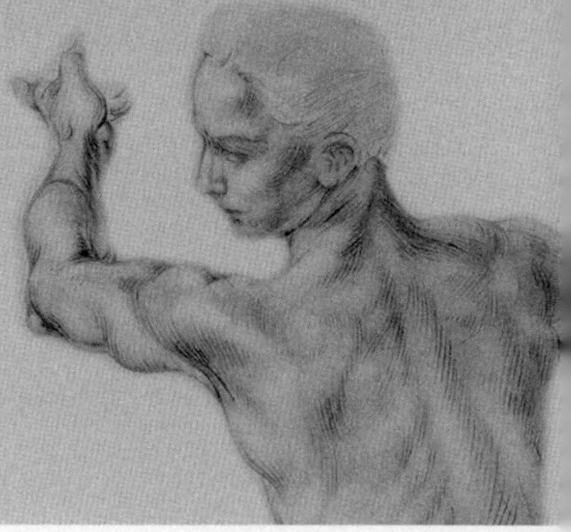

학습문제 정답
Answers to Review Questions

CHAPTER 15 말초혈관계와 림프계

1. a	2. c	3. b
4. c	5. d	6. a
7. d	8. b	9. d
10. a	11. c	12. a
13. c	14. b	15. b

CHAPTER 16 복부

1. c	2. c	3. a
4. d	5. c	6. a
7. d	8. d	9. a
10. a	11. c	12. b
13. d		

CHAPTER 17 근골격계

1. d	2. b	3. d
4. c	5. d	6. a
7. a	8. c	9. c
10. d	11. d	12. b
13. e	14. g	15. i
16. d	17. a	18. j
19. m	20. k	21. n
22. l	23. h	24. f
25. c		

CHAPTER 18 신경계

1. a	2. d	3. c
4. c	5. b	6. c
7. b	8. a	9. b
10. c	11. b	12. a
13. f	14. b	15. g
16. k	17. h	18. c
19. l	20. d	21. i
22. e	23. j	24. a

CHAPTER 19 남성비뇨생식기

1. c	2. c	3. d
4. c	5. c	6. d
7. b	8. a	9. d
10. a	11. a	12. b
13. e		

CHAPTER 20 항문, 직장, 전립선

1. a	2. b	3. c
4. a	5. d	6. c
7. b	8. c	9. c
10. a	11. b	12. a

CHAPTER 21 여성비뇨생식기

1. d	2. a	3. d
4. c	5. c	6. d
7. d	8. b	9. c
10. b	11. b	12. a
13. b		